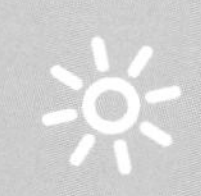
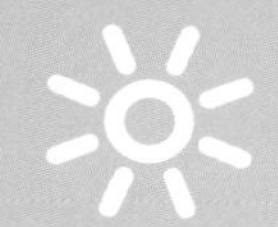

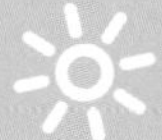

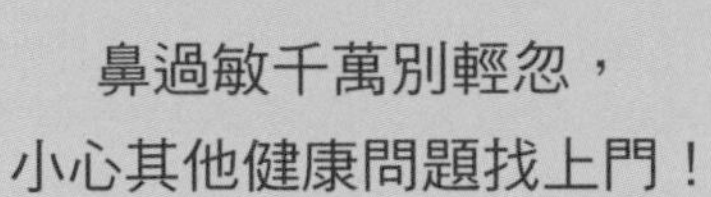

鼻過敏千萬別輕忽，

小心其他健康問題找上門！

6大 鼻過敏原解析 × 2大 抗敏生活關鍵 × 3招 減敏運動訓練

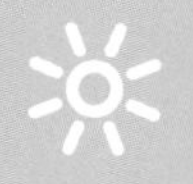

帶你巧妙閃過致敏地雷區，

擺脫過敏症狀！

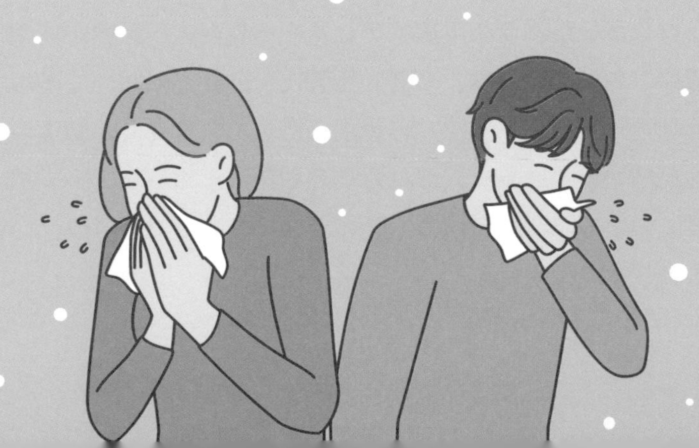

FOREWORD

推　薦　序

京都府立医科大学耳鼻咽喉科
頭頸部外科教授　平野　滋

このたび賴盈達先生の鼻過敏症についての新書の刊行を心よりお祝い申し上げます。

賴先生は耳鼻咽喉科の様々な分野のエキスパート（専門家）であり、聴覚、鼻疾患、音声・嚥下障害など幅広い領域で卓越した知識と経験をお持ちで、世界的にもご活躍しております。本書は鼻過敏症の原因、病態、病状、治療について解りやすく解説してあるとともに、これに打ち勝つための日常生活上の留意点や呼吸法の訓練についても述べられており、より実践的で役に立つ教書となっております。また、最新の台湾のデータベースや世界最先端のレーザー治療についても紹介されており、非常に充実した内容となっています。

鼻過敏症は、花粉症やダニ、ハウスダストのような通年性アレルギーに加え、最近ではPM2.5のような微粒子の関与が指摘されており、上気道のアレルギー性炎症から深刻な健康被害へと繋がる可能性があり、益々の注意が必要です。

21世紀の炎症の主役は微生物からアレルギー性炎症に移ったとも言われ、実際、従来見られなかったような重篤なアレルギー性炎症が世界中で報告され、その多くは気道関係にあります。鼻、のど、気管支、肺などにおいて多彩な症状と病状を示し、好酸球性（アレルギー性）の鼻副鼻腔炎、気管支炎、肺炎のように難治性で重篤な疾病が増加傾向にあり、これらへの対策が求められています。本書が皆さんに鼻過敏症についての理解を深め、その予防のための対策に役立つことは間違いないと信じております。

\中譯/

得悉賴盈達醫師的著作《鼻過敏危機》再版，我衷心的獻上祝福之意。

賴醫師是耳鼻喉科的專家，對於聽力、鼻部疾病、嗓音／聲帶／吞嚥障礙疾病各個領域，有豐富卓越的知識跟經驗，且在世界各學會非常活躍。本書針對鼻過敏這個疾病，從原因、症狀、病理、治療等等方面著手，用易懂的方式深入淺出的解説。尤其對克服鼻過敏，在日常生活中的留意處、呼吸訓練法等等，這些有用且實用的方法都有所説明著墨。而且，本次再版內容中，也介紹了最新臺灣健保資料庫的論文分析以及世界目前最新的光纖雷射治療，內容可謂非常充實。

鼻過敏這個疾病，除了常見的花粉症、塵蟎、灰塵等等的常年性鼻過敏問題外，最近也發現PM 2.5這類的微小粒子也有相關可能性，造成上呼吸道的過敏，進而影響健康，我們需要更加注意。

在21世紀的發炎疾病中，主角由傳統的微生物轉移到過敏性的發炎，事實上，嚴重的過敏性發炎也在全世界被提及，其與呼吸道是有很大關係。鼻子、喉嚨、支氣管、肺部等等都有多樣化的症狀及病徵表現，且嗜酸性球（過敏性）鼻竇炎、支氣管炎、肺炎等等難治療的嚴重疾病有增加傾向，因此我們要探索這些疾病的治療方法。本書讓讀者對鼻過敏相關的知識能夠深入理解，相信對於預防有非常大的助益。

平野滋 教授

PREFACE

作　者　序

鼻過敏比例相當高，據統計，在臺灣每三人即有一人就有鼻過敏，可謂是相當惱人的疾病。在耳鼻喉科的門診，過敏性鼻炎的病人數也是居高不下，是耳鼻喉科醫師相當熟悉的疾病。

在我自己的耳鼻喉科門診以及嗓音門診的經驗中，我發現許多病人的確缺少相關的背景知識，甚或加入自己的偏見、坊間流傳的謬論，以至於與醫師的治療互相牴觸，讓治療效果打折扣。另外，也有病人只希望醫師開藥，但卻不遵從醫師的相關生活叮嚀。其實，鼻過敏跟飲食以及生活習慣息息相關，單靠藥物或是手術絕對無法完全治癒。

這次全新再版的書籍，我們一樣深入淺出的介紹鼻過敏，並且加入新的臺灣健保資料庫論文研究以及新型耳鼻喉光纖藍光雷射治療。

在書中，我們先從最基本的『認識鼻過敏』以及『6大過敏原解析』開始，一步一步地介紹相關的背景知識，讓你清楚了解鼻過敏產生的原因以及臺灣最常見的6大過敏原，也提醒孕婦注意相關的保養。

鼻過敏究竟有沒有相關運動能夠改善？鼻子，身為我們人體呼吸道的大門，決定了呼吸的品質。因此，在第三部份，針對呼吸道以及鼻子，設計了一系列的減敏運動，讓鼻過敏病人能夠改善呼吸、減緩症狀。

了解以上背景後，我們就可以針對生活周遭來個大健檢，找出你應該要避免的原因。在第四部份，會用總體檢表來自我檢查，打造自己的舒適生活圈。

最後，就是集精華及大成的常見問題集，我收集了門診最常被詢問的問題，包括了：鼻過敏的藥物治療、鼻過敏的手術治療、鼻過敏的症狀及併發症、鼻過敏及嗓音等等。值得一提的是，在我自己的嗓音門診中，也有為數不少的專業聲音使用者有鼻過敏的問題，而鼻過敏確實也會對他們的工作以及聲音表現造成一定程度的影響，因此在問答集中，我也會一一釋疑。

全新增訂的內容，包含了兩個部分：臺灣健保資料庫的鼻過敏相關研究、鼻過敏治療新利器：2023年新型光纖藍光雷射。

臺灣健保資料庫獨步全球，能夠做大規模的流行病學分析。我會就我個人的健保資料庫論文、其他最新相關資料庫研究，做概略的統整及說明。另一方面，光纖雷射對於鼻過敏，有不錯的治療效果。而新型光纖藍光雷射，則是2023年甫通過衛福部許可的最新科技。我有幸於美國及歐洲進修的時期，親自接觸且研究，相信它有非常不錯的療效。我會用一些篇幅，來介紹雷射以及耳鼻喉科的應用。

猶記得在國外進修的時候，除了研習最新的醫學知識及科技外，我也發現，他們對於病人的衛教仔細且認真。因此，在寫作這本書的時候，我也儘量將最新的知識以及所學融入其中，讓臺灣的衛教以及治療也能臻於完美、達到世界水準。期望閱讀本書的每位讀者，都能從中獲益，克服鼻過敏！

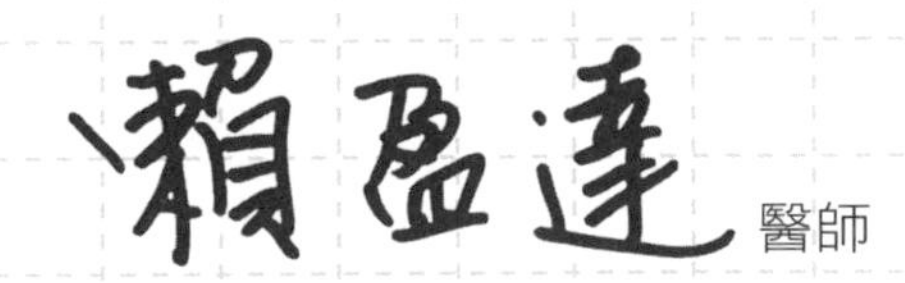

醫師

不只是鼻過敏！也會引起其他健康問題！

——臺灣健保資料庫大數據分析

1. 聲帶／喉部疾病 VS. 鼻過敏

在我與臺北醫學大學團隊合作的論文中，我們使用2006～2014年的健保資料庫，分析喉部及聲帶相關疾病。結果發現，**喉部疾病的病人中，有將近半數有過敏性鼻炎。**過敏性鼻炎的鼻涕倒流，會讓喉部的分泌物增加，連帶影響聲帶的振動以及正常的喉部機能。

出處：Ann Otol Rhinol Laryngol. 2019 May;128(5):406-412.

2. 胃食道逆流 VS. 鼻過敏

根據2019年刊登的研究，鼻過敏是造成胃食道逆流的一個重要因子。**胃食道逆流會造成「胃酸往上」影響到上呼吸道，不僅僅在喉嚨，還會到鼻咽、鼻腔等部位，使得正常生理改變。**而鼻過敏的鼻涕倒流分泌物也會影響鼻咽，往下流又會讓胃酸逆流的症狀變嚴重，也就是產生一個惡性循環。因此鼻過敏不可不慎！

出處：Sci Rep. 2019 Oct 29;9(1):15535.

3. PM 2.5 VS. 失智症（阿茲海默症）VS. 鼻過敏

「空氣污染」是近來的熱門話題，尤其跟空氣中的PM 2.5微粒子有極大的關聯性。**最新研究證實，空氣污染嚴重、PM 2.5會增加、鼻過敏也會更加厲害！**在這篇健保資料庫分析中，意外發現，**PM 2.5濃度會增加鼻過敏發生率，亦會使失智症風險增加！**

出處：Int J Environ Res Public Health. 2019 Sep 11;16(18):3357.

4. 牙齒疾病（齲齒、牙周病）VS. 鼻過敏

本篇健保資料庫論文，出乎意料，證實鼻過敏與牙齒疾病竟然有連帶關係！**鼻過敏病人常常會用口呼吸，而口呼吸會造成口腔及上呼吸道黏膜乾燥，影響到正常口腔生理**，因而使得齲齒、牙周病等等**牙齒疾病發生率上升**！

出處：PeerJ. 2019 Sep 10;7:e7643.

5. 精神疾病（憂鬱症、焦慮症等）VS. 鼻過敏

大家應該很難想像，憂鬱症／焦慮症等等疾病跟鼻過敏也有關係！本篇健保資料庫論文，證實了**有鼻過敏的病人，得到此類疾病，比一般人高出1.66倍**！一般相信，鼻過敏造成的影響，也會影響腦內正常生理，進而讓疾病產生。

出處：Front Psychiatry. 2018 Apr 24;9:133.

6. 性功能障礙 VS. 鼻過敏

鼻過敏會造成身體內**發炎介質**的產生，而這些介質被證實也與動脈硬化有關，本文以健保資料庫分析說明性功能障礙跟動脈硬化也有關係。因此，若要重振雄風，請記得要治療鼻過敏！

出處：Int Arch Allergy Immunol. 2023 Sep 20:1-13.

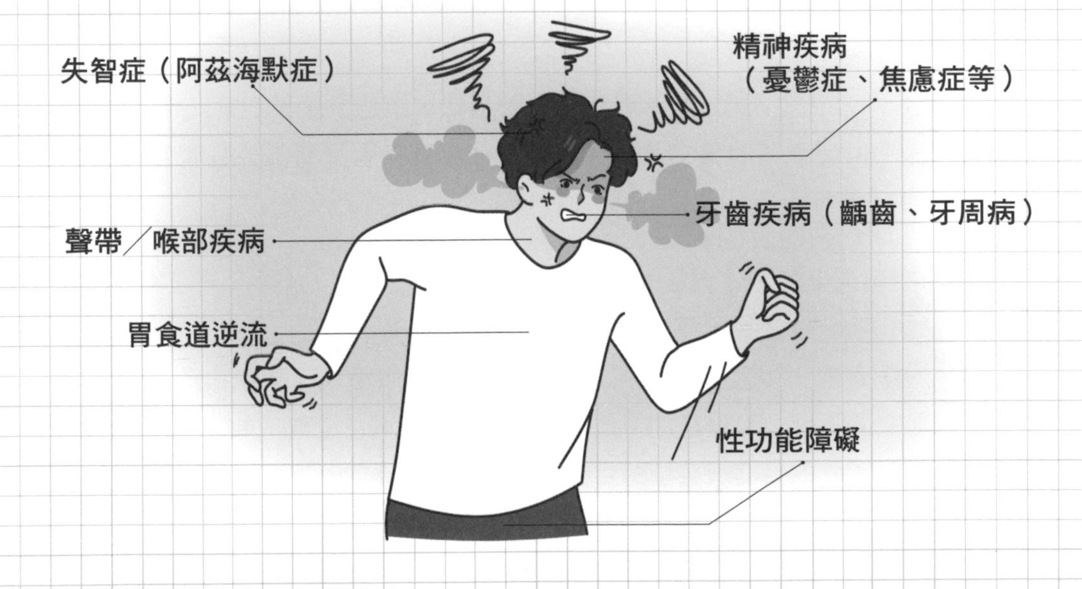

口罩先別摘，醫師帶你預防「行走性肺炎」

2023年底，黴漿菌肺炎肆虐，也好發在不少鼻過敏及氣喘的病人。就一起來認識黴漿菌肺炎吧！

名歌手艾爾頓強曾因黴漿菌肺炎取消演出

「我要感謝今晚在奧克蘭參加 #EltonFarewellTour 演出的所有人，」2020年2月，這位72歲的音樂偶像在推特上寫道。「最近，我被診斷出患有行走性肺炎，但我決心為大家呈現我所能做到的最好表演。」

所謂的「行走性肺炎」，實際上並不是醫學術語，而是指黴漿菌肺炎。它不像普通肺炎那麼嚴重。普通肺炎是一種嚴重的肺部感染，當肺部組織充滿液體或膿液時就會發生，此時，呼吸會變得急促困難，如果不進行治療，氧氣含量可能會降至危及生命的濃度。美國疾病管制局說明，黴漿菌肺炎引起的症狀比一般肺炎輕，包括疲倦、喉嚨痛、發燒和咳嗽。很多時候，黴漿菌肺炎的患者，病情並沒有嚴重到需要臥床休息的程度。它會引起持續數週的咳嗽，通常伴隨發燒和頭痛，軀幹、背部或手臂上通常會出現斑點狀皮疹。有時候因症狀輕微，常常跟過敏症狀會有混淆。

事實上，感染黴漿菌的多數輕症會自行痊癒，雖然黴漿菌對第一線抗生素有7成抗藥性，但仍有其他藥物及替代療法。而根據疾管署資料，只有1成的黴漿菌病患會變成肺炎。

預防黴漿菌感染的方法包括：

（1）如有呼吸道症狀時須戴口罩。

（2）用肥皂勤洗手且至少搓揉30秒。咳嗽或打噴嚏時，用紙巾蓋住口鼻並立即丟棄，若無紙巾可改以上臂或手肘代替，切勿直接用手。

（3）肺炎黴漿菌目前沒有疫苗可預防。

不僅醫美，原來耳鼻喉也可以做雷射！

「醫師，我想幫我的鼻子也做個雷射醫美！」

某天門診一開始，30歲的A小姐一進門就興高采烈的跟我説。突然感到疑惑。

「您是哪裡聽來的呢？」

「我的醫美醫師。前天我去做定期保養，提到我有鼻過敏跟聲帶問題，他就推薦我來找您這位雷射跟耳鼻喉專家。」

沒錯，大家想到雷射，以為只有皮膚科、醫美才會使用。事實上，在耳鼻喉科領域，雷射也是非常重要的利器！

什麼是雷射？

雷射（Laser）是Light Amplified by Stimulated Emission of Radiation的簡稱。簡單來説，雷射就是對某一物質給予一定能量刺激後，所放射出某特定波長、同一相位的電磁波，再加以聚焦並放大能量所形成。

由於雷射具有同一方向、單一波長、高能量等特性，能在身體內針對某一特定組織，產生光熱分解作用，造成選擇性的破壞，因此在醫學上便可利用這樣的特性，在不傷害其它健康組織的情況下，選擇性的治療某一特定病灶。同時，雷射雖然具有高能量，但卻不是輻射線或放射線，不會有造成細胞突變或癌化的疑慮，更適合在醫療方面的使用。

雷射：醫學應用的發展故事

談到新型光纖雷射前，說個小故事吧！我在美國進修時，師事幾位喉科大師，其中一位就是哈佛大學麻省總醫院（Massachusetts General Hospital）嗓音中心Steven Zeitels教授。他非常知名，著作與專利無數，雷射在喉科的治療就是他與哈佛宗師級皮膚科教授Rox Anderson於2003年首度「提出並發表」。當時，我去了哈佛的The Wellman Center for Photomedicine親炙兩位大師風采，而本中心也是全世界雷射醫學的發展重鎮。

原來故事是這樣的：Zeitels教授偶然與Anderson教授聊到，看到皮膚科雷射的蓬勃發展運用。在皮膚科領域，針對皮膚的不同組織深淺、不同病灶，而有相對應的雷射種類及治療。靈機一動，是否也可以研發並運用在喉科呢？有了這個念頭跟契機，加上全世界最頂尖的專家合作，才有全新進展的耳鼻喉及喉科聲帶治療。

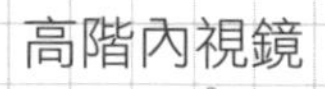
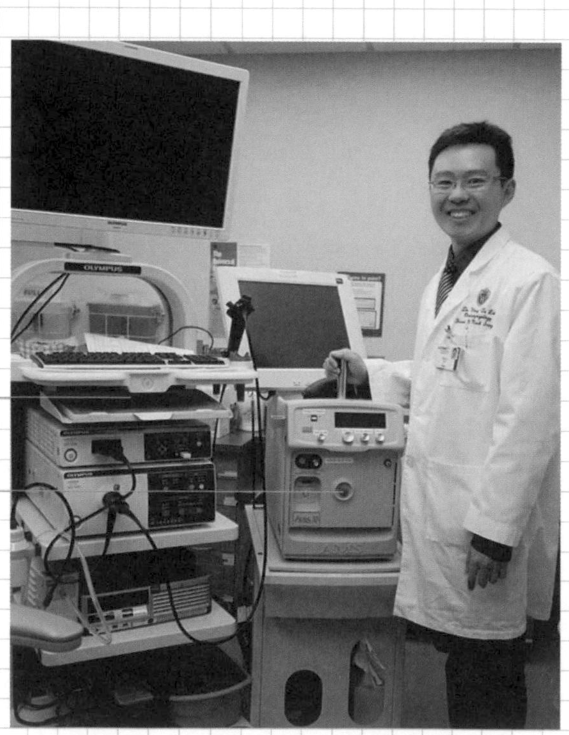
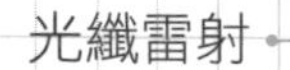

雷射可治療鼻過敏

一位20歲的大學生，滿臉愁容的進到診間。開口就是詢問能否使用新型的光纖雷射治療鼻過敏宿疾。

「醫師，我從小過敏到現在，看過無數醫師，做了一堆手術檢查，但完全沒用……」

檢查發現，因鼻過敏的原因，他的下鼻甲黏膜極度蒼白肥厚，鼻水跟分泌物流個不停，是相當嚴重的狀況。評估之後，使用光纖雷射處理雙側下鼻甲鼻黏膜，經過兩周，終於讓症狀緩解。

究竟，雷射為何可治療鼻過敏呢？雷射在耳鼻喉科，有兩大主要功能：切割（cutting）與光分解（angiolysis）。不同的雷射種類，就有不同的功能。我們在之前內容説過，鼻過敏會造成下鼻甲黏膜體積增厚，黏膜底下的血管組織也會變多。而雷射針對增厚部分可切割、針對血管部分可分解，因此是很好的處理工具。

【雷射對組織作用】

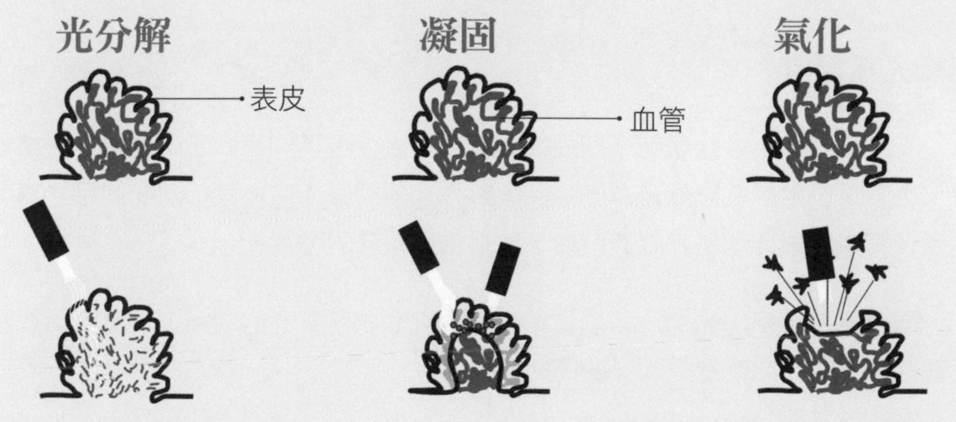

圖片參考來源：A.R.C. Laser Gmbh

雷射在耳鼻喉科的應用，簡單來說有幾種作用。組織可略分為外面的上皮（黑色部分）以及裡面的血管（紅色部分）。

第一種作用為光分解：雷射光打到組織內的血管，使它消失或縮減，外皮則無影響。第二種作用為凝固：雷射光打到組織，讓外皮及血管同時縮小。第三種作用為氣化：雷射光打到組織，讓上皮及血管直接削減氣化。

2023年雷射新發展：藍光雷射

藍光雷射好處多：精準、微創、效果佳

在年底如火如荼的選戰中，一名輔選大將竟然為「聲」所苦！大半年來，他行程天天滿檔、週週演講，總是聲嘶力竭，睡眠不足、鼻塞嚴重，常靠大量喉糖以及咖啡提神。沒想到在數周前，他開始覺得鼻過敏越來越嚴重且聲音品質下降，喉嚨常會有痰或異物感，尤其氣音狀況越來越嚴重，甚至無法發聲而取消訪問。接連的狀況，讓他心情大受打擊，甚至有退選念頭！經醫師使用內視鏡檢查，發現有嚴重鼻過敏及聲帶出血，詳細評估後，針對鼻過敏及聲帶病灶安排新式藍光雷射治療。追蹤數周後，整體的狀況恢復良好，終於能夠繼續精神抖擻拚選舉！

認識光纖雷射

光纖雷射究竟是什麼呢？前面提過，雷射因波長不同而有不同種類。光纖雷射，也就是雷射擊發需要藉由光纖這個媒介。醫師操作時，就如同我們平常寫字握筆，筆尖的部分就是光纖最前端，也是雷射擊發的位置。

因此，這麼細的光纖，可以精準的作用在我們所需要的組織上，避免傳統雷射擊發點太粗，影響組織較多的問題。

此外，我們剛剛提過，雷射有光分解的這個功能。因此可以將光纖，深入到血管較多的組織中，就能精準確實的將能量傳遞到目標，大大減少影響周圍組織的正常生理。

新型光纖雷射：藍光雷射

光纖雷射分好幾種，有不同的波長與顏色，自然也有不同的優缺點。像是，綠光光纖雷射，它的光分解功能較強、但切割效果較弱。

新型的藍光雷射，就解決以上問題。它的波長較短，剛好同時擁有切割與光分解的功能。因此，在近年的研究中，可以發現，它的效能及治療效果相較其他光纖雷射為優。我在國外進修時，有機會親自接觸新型藍光光纖雷射，並實際在動物及人體操作，確實有相對良好的治療效果。是值得期待的治療新利器喔！

新型藍光雷射：耳鼻喉用途多

光纖雷射，在耳鼻喉科應用非常廣，能使傷口小、組織影響小，復原快。新型藍光雷射，更進一步的提升這些效能。有哪些地方可用呢？

▶**鼻：**鼻過敏、慢性鼻竇炎的息肉——可用雷射作用，使之變小。

▶**喉：**出血性聲帶水腫、特殊性聲帶水腫（Reinke's edema）、聲帶乳突瘤、聲帶血管擴張、聲帶息肉、喉部腫瘤——可用雷射作用，使血管消失、使病灶變小、切除病灶。

▶**耳：**中耳積水、鐙骨（聽小骨）手術——精細切開耳膜、精準鐙骨鑽孔。

總之，新型藍光雷射相較於其他光纖雷射，能夠有效切割、精準作用，達成治療效果、減少周圍組織傷害，絕對是最新利器。

CONTENTS

目・錄

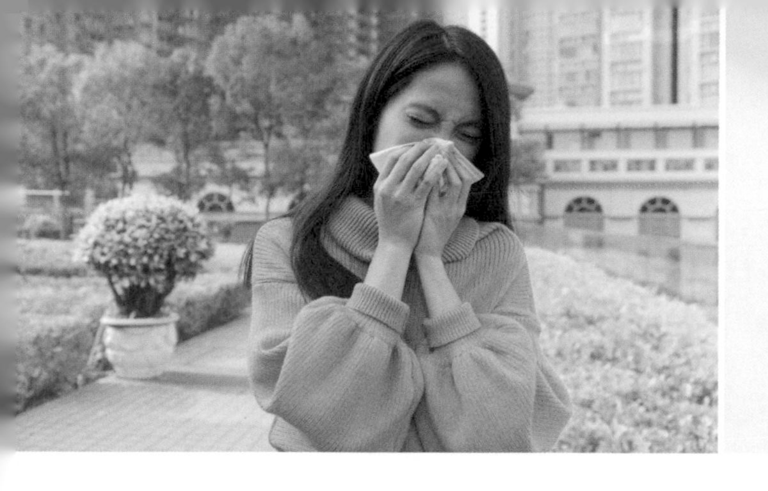

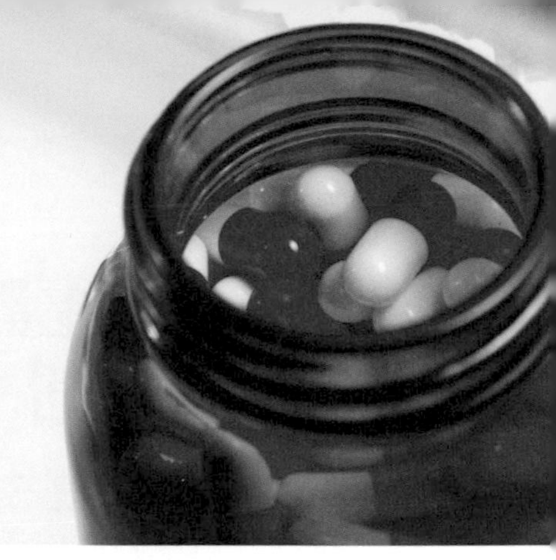

抗敏戰略
4

抗敏戰略
5

抗敏戰略

1

6大鼻過敏原解析，知己知彼，才能百戰百勝！

抗敏戰略1

6大鼻過敏原解析，知己知彼，才能百戰百勝！

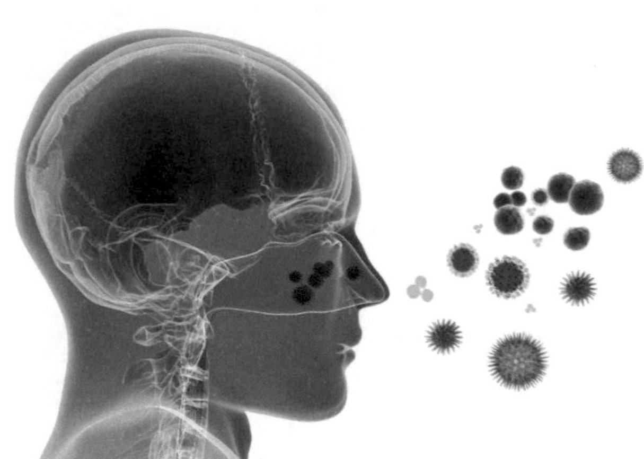

鼻過敏是最死纏爛打的恐怖情人，偏偏1/3的臺灣人都有鼻過敏，你也可能是其中之一，但你可以保持安全距離，將過敏隔離在舒適圈外面，用對方法，驅散鼻過敏！

為什麼會有「鼻過敏」呢？

鼻過敏，全名應該是「過敏性鼻炎」。何謂鼻炎？顧名思義就是鼻子發炎，是一種慢性、複雜的發炎性疾病。過敏性鼻炎會出現幾種常見特徵：

- **鼻塞**
- **打噴嚏**
- **流鼻水（通常鼻水是清澈的）**
- **鼻子癢**

同時，鼻炎也會伴隨產生很多其他的症狀，例如牽連到眼睛、喉嚨或耳朵，不論是大人或小孩，都有可能發生。在鼻炎的分類中，有過敏性的鼻炎，也有非過敏性的鼻炎。其中，超過50%的鼻炎都屬於過敏性鼻炎，也就是我們現在要討論的鼻過敏。

那為什麼稱做過敏性的鼻炎呢？因為過敏性鼻炎牽涉到我們體內的免疫反應。在我們的免疫反應裡有一個物質叫IgE（又稱免疫球蛋白E，是一種抗體），它是免疫反應裡一個很重要的角色，也是造成過敏性鼻炎非常重要的關鍵。任何外界的過敏原（例如：灰塵、花粉、塵蟎等）都有可能會引發我們身體的免疫反應，使IgE產生，讓身體產生過敏的反應，像是打噴嚏、鼻子癢、流眼淚、流鼻水等症狀，所以人體才會出現「鼻過敏」的現象。

該如何從症狀分辨是感冒、流感、鼻竇炎，還是鼻過敏？

這是一個非常常見的問題，也是許多的病人曾有的疑惑，相信你也有。感冒是個大家都有的經驗，症狀不外乎是喉嚨痛、咳嗽和流鼻水，比較輕微的感冒頂多一星期內就會結束。

其實我們可以從兩個特徵來區別感冒與鼻過敏：第一個特徵是症狀延續的時間長短，感冒當中鼻子會出現的症狀（像是打噴嚏、鼻子癢、流鼻水、鼻塞等）只會維持幾天；而過敏是由於身體長時間處在過敏原之中所產生的反應，因此鼻過敏就會出現較長期的鼻子症狀，所以常常會聽到求診病人說，他長達幾個月甚至幾十年以來鼻子不通，或是不停地流鼻水；第二個特徵是鼻子的分泌物，感冒時鼻子的分泌物，一開始比較偏白色，如果是黃色和綠色的分泌物，通常是因為病毒或細菌感染到鼻竇時就會產生，甚至是會有臭味，這就是比較嚴重感染的情況；但是在鼻過敏的症狀中，因為過敏原造成我們身體的免疫反應，進而引發鼻子出現鼻黏膜分泌物，一般都是透明、水狀的鼻水。以上就是感冒與鼻過敏兩者間最好區分的兩種特徵。

【鼻過敏、鼻竇炎、感冒、流感的比較】

症狀	鼻過敏	鼻竇炎	感冒	流感
症狀延續時間	長期	短至長期 皆可能	短期 （2～5天）	短期 （1～2週）
發燒	不會	可能	少	高燒 可能持續三四天
頭痛	偶爾	常見	少	頻繁
全身肌肉痠痛	不會	不會	輕微	常見， 且常常嚴重
疲倦無力	不會	偶爾	輕微	頻繁 可能持續一週 以上
鼻塞、噴嚏	經常	可能	經常	偶爾
鼻子分泌物	透明、水狀	黃綠色 濃稠狀	白色、黃色、 綠色	少，若有也是 白色居多
喉嚨痛	不會	不會	經常	經常
咳嗽	偶爾	偶爾	輕微到中度	經常，可能嚴重
併發症	跟過敏性疾 病有關，如 氣喘	跟鼻過敏 有相關性	鼻竇炎、耳朵 痛等等	支氣管炎、肺炎、 可能需要住院

而「類流感」的臨床症狀與流感相似，只是病毒尚未經過檢驗和確診，但已可懷疑是流感病例。不少民眾常將兩者症狀搞混，建議發病時及早就醫，尋求專業醫師診斷，避免錯過治療黃金期。

到底有哪些物質會讓人產生鼻過敏？

會使人體產生鼻過敏的物質就是我們所說的「過敏原」，它是一些身體以外的外在物質，不管是透過口鼻吸入或是接觸，進入身體之後，我們的身體會對抗這些外來的物質，產生免疫的反應，進而產生過敏。

針對鼻子的部份，就可能有流鼻水、鼻塞、打噴嚏等等症狀。過敏原有很多種，一般我們把它分成兩大類，第一種是空氣的過敏原，第二種是食物的過敏原。以鼻子來說，一般都是以空氣的過敏原為主，因為鼻子負責呼吸，最常接觸到的就是空氣。空氣過敏原在臺灣最常見的就是塵蟎，幾乎佔到90%以上，非常可觀。再來就是排名第二的蟑螂，相信出乎許多人意料之外，而且蟑螂的代謝物（比方說皮屑、殼，或是排泄物）也會造成過敏。第三大類就是「毛小孩」，許多動物的毛，或是汗腺、皮脂腺的分泌物，這些可能是過敏原；另外常見的還有黴菌、花粉以及灰塵。所以讓我們總結一下：塵蟎、蟑螂、寵物、黴菌、花粉、灰塵，這些都是在臺灣常見的空氣過敏原。再來一一介紹上述過敏原的出處分別是哪些地方。

1. 塵蟎

塵蟎究竟是什麼呢？肉眼是看不到塵蟎的，需要用顯微鏡才能看到。
它是一種八隻腳的節肢動物，主要是靠家中的一些有機物質生存，比方說皮屑、人體代謝物、寵物和黴菌當中都含有塵蟎。塵蟎的生長條件其實蠻嚴苛的，它需要在濕度60%到80%，溫度25℃到30℃的地方，所以濕熱的地方比較容易有塵蟎產生。再次提醒，約90%的氣喘病人對塵蟎過敏，其次是蟑螂，第三是寵物。

2. 蟑螂

在家裡排水孔、花圃、地板、廚房都隨處可見。前面提過蟑螂身上會產生代謝物質引發過敏，而代謝物質從哪裡來呢？在此補充說明，蟑螂死後會被分解成小分子，這些小分子散佈在空氣中也會造成過敏。所以家中像是廚房或是排水孔這種容易孳生蟑螂的溫床，需要常常清潔。

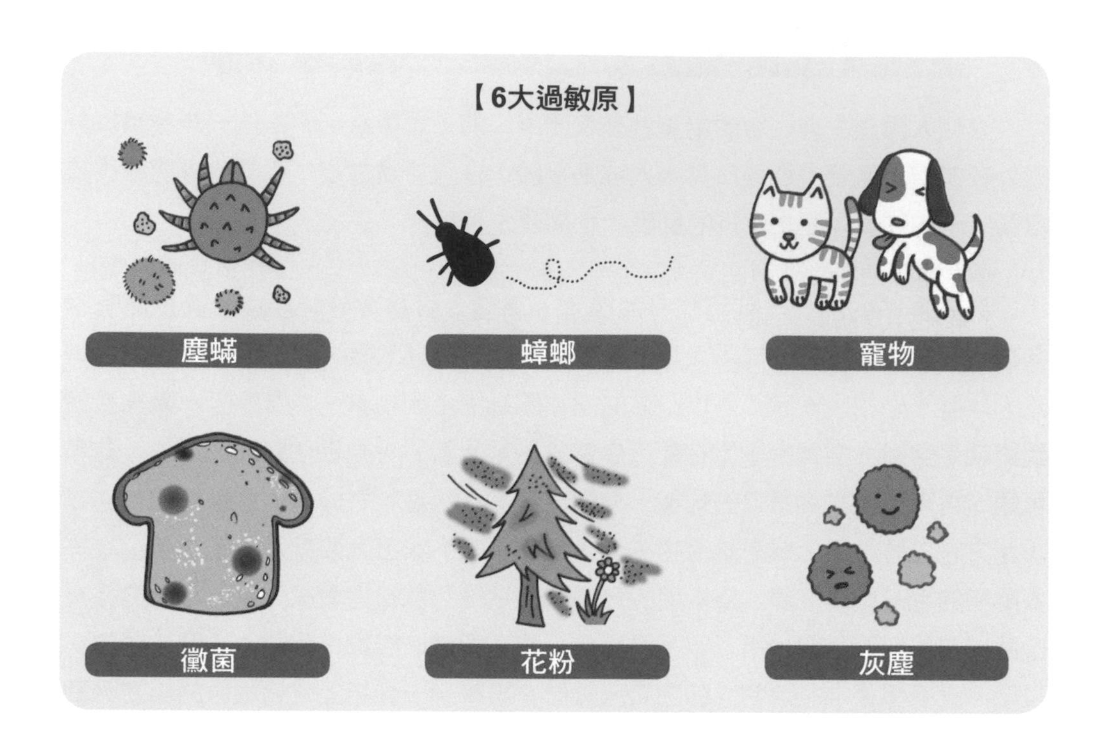

3. 寵物

像是貓狗等寵物的皮膚有皮脂腺，還有毛髮，這些代謝物都會引發過敏，另外像是塵蟎也容易藏在寵物的毛髮中。

4. 黴菌

黴菌和塵蟎一樣和溫度有密切關係，較常存在於濕熱的地方，尤其臺灣空氣潮濕，任何東西、任何地方都很容易出現發霉的情況，居住在臺灣的民眾更是要特別注意。

5. 花粉

花粉就更不用講了，像春天花開的時候，花粉飄散在空氣中，都有可能會產生過敏，而且任何植物都有可能。

6. 灰塵（PM2.5／霾）

灰塵就是空氣中隨處可見的懸浮物，它很容易隨著風的吹拂飄散至各處，像是家中的各個小角落，只要一陣子沒有清潔打掃，常會累積一層厚厚的灰塵，容易引起人體產生過敏現象。像我們最近很常提到的「PM2.5」、「紫爆」、「霧霾」等等都和空氣物質有關，尤其空氣汙染的問題日益嚴重，這都是我們必需進一步了解和注意防範的部分。後面我會再提到一些有關打掃清潔的方法。

PM2.5的PM是「懸浮微粒（particulate matter）」的縮寫，定義是「在空氣中可找到的物質」，包括灰塵、煙等等。這些漂浮在空氣中類似灰塵的粒狀物大小有別，而所謂的PM2.5，就是指「粒徑小於或等於2.5微米（μm）的懸浮物質」，又稱為「細懸浮微粒」，單位為微克／立方公尺（μg/m^3），也就是每立方公尺含有多少微克的PM2.5。

粒徑(μm)	粒徑大小說明
<100	稱 總懸浮微粒(TSP)，約為海灘沙粒，可懸浮於空氣中
<10	稱 懸浮微粒(PM10) ，約為沙子直徑的1/10，容易通過鼻腔之鼻毛與彎道到達喉嚨
2.5～10	稱 粗懸浮微粒(PM2.5～10)，約頭髮直徑的1/8~1/20大小，可以被吸入並附著於人體的呼吸系統
<2.5	稱 細懸浮微粒(PM2.5)，約頭髮直徑的1/28，可穿透肺部氣泡，直接進入血管中隨著血液循環全身

（資料來源：行政院環境保護署）

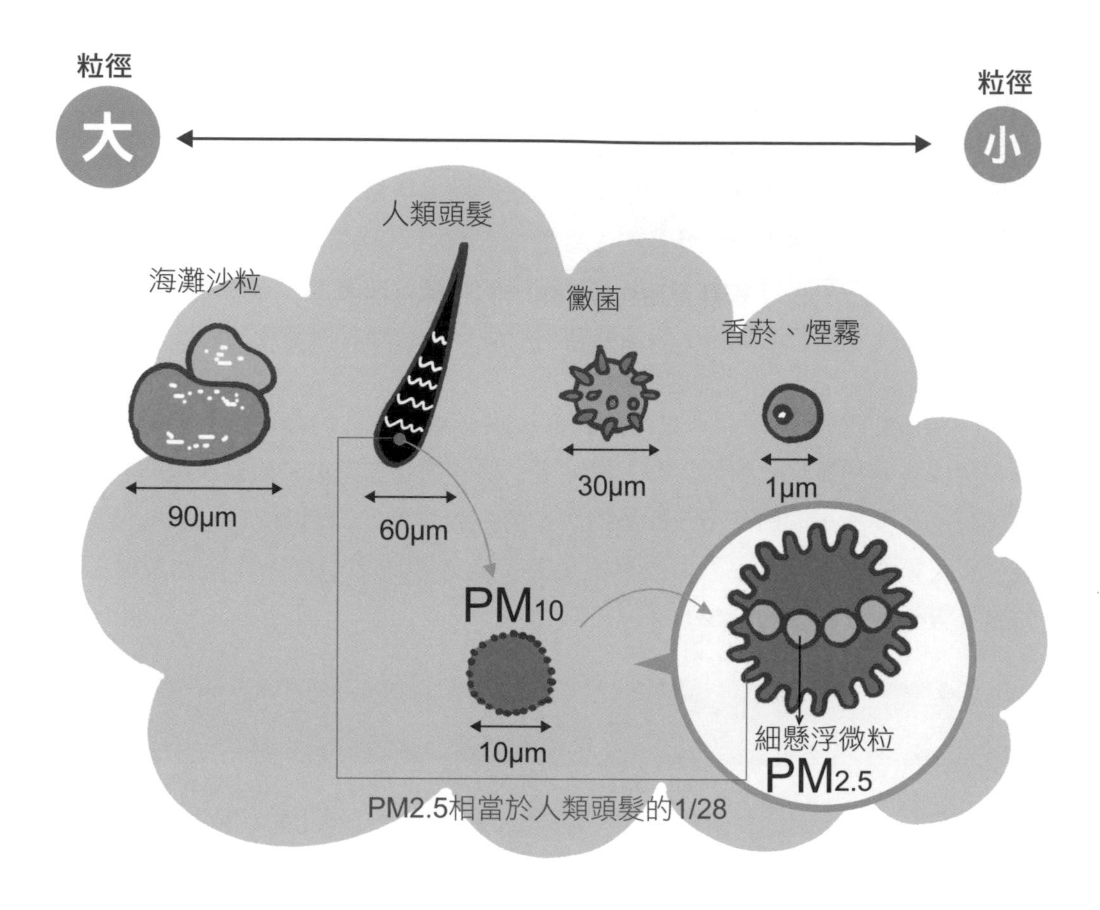

2.5微米究竟有多小？直徑大小約略只有我們髮絲的1/28，因為它非常微細，無法被鼻子裡的纖毛或是咽喉上的黏液過濾，可直接進入氣管、支氣管並穿透肺部氣泡被人體吸收。這些微粒無法透過肝臟解毒，會立刻進到血管中隨著血液循環迅速佈滿全身，損害血紅蛋白的輸送氧能力，並且引發全身各系統疾病，對人體健康產生極大的危害。近年來已有許多研究確立PM2.5對於健康所造成影響，包括：支氣管炎、氣喘、心血管疾病、肺癌等，無論長期或短期暴露在空氣污染物的環境之下，皆會提高呼吸道疾病及死亡之風險。

而「紫爆」就是指細懸浮微粒（PM2.5）在空氣中的濃度超過71微克，達到最高等級、最危險的「紫色」標準，所以稱為紫爆。行政院環境保護署將PM2.5在空

氣中的濃度指標區分為10級並以顏色警示；舉例來說，當PM2.5濃度達36 μg/m^3，就是第4等級「黃色」，敏感性族群需開始注意戶外活動及身體情況，而一般健康民眾則於第7等級「紅色」（54 μg/m^3）需開始注意戶外活動的強度。

【細懸浮微粒（PM2.5）指標對照表】

等級	指標顏色	分類	PM2.5濃度 (μg/m^3)	可進行的活動建議
10	紫色	非常高	≥71 空氣中PM2.5>71，就是「紫爆」	如有不適（如眼痛、咳嗽或喉嚨痛等），應減少體力消耗，特別避免戶外活動
7-9	紅色	高	54-70	如有不適（如眼痛、咳嗽或喉嚨痛等），應考慮減少戶外活動
4-6	黃色	中	36-53	正常戶外活動；敏感性族群（如呼吸道疾病）此等級以上應減少體力消耗及戶外活動
1-3	綠色	低	0-35	正常戶外活動

環保署於2014年10月開始實施「細懸浮微粒（PM2.5）指標」，供民眾參考。以右圖為例，我們可以依顏色區分，看到臺灣不同地區的細懸浮微粒指標。例如圖中的南部地區為紫色，PM2.5的濃度最高、最危險。

【右圖內容為模擬示意圖】

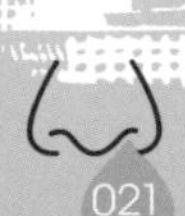

另外，「空氣汙染指標」（PSI）也能當作一種監測空氣品質的標準，它是依據粒徑10微米以下之懸浮微粒（PM10）、二氧化硫（SO_2）、二氧化氮（NO_2）、一氧化碳（CO）及臭氧（O_3）濃度等數值，以其對人體健康的影響程度區分空氣汙染的等級。

【空氣汙染指標（PSI）對人體健康的影響】

空氣汙染指標	0~50	51~100	101~199	200~299	≥300
對健康的影響	良好 Good	普通 Moderate	不良 Unhealthful	非常不良 Very Unhealthful	有害 Hazardous
狀態色塊	綠色	黃色	紅色	紫色	咖啡色
人體健康影響	無	無	敏感性族群會有輕微症狀惡化的現象，眼鼻略有刺激感	敏感性族群會有明顯症狀惡化的現象，運動能力下降；一般大眾則視身體狀況出現不同症狀	敏感性族群除了身體不適，易引發某疾病提早發生；一般大眾的運動能力下降

（資料來源：行政院環境保護署）

「霾害」也同樣會使人體吸入大量微粒，進而影響身體健康。什麼是「霾害」？霾害是一個統稱，用來稱呼因懸浮於空氣中的固體微粒「霾、煙」所造成的災害，直接或間接的災害都算。這類污染物的來源很多樣，例如汽車排放的廢氣、工業排放、道路揚塵、建築施工揚塵、工業粉塵、垃圾焚燒、森林大火、甚至火山噴發等都有可能。當這些汙染物無法向外圍擴展稀釋或對流至高空，就容易累積成高濃度污染，進而形成「霾害」。

既然霾害是霾和煙造成的災害，那霾和煙分別又是什麼呢？我們所說的「霾」（haze）就是懸浮於空氣中的固體微粒，像是塵埃或鹽類等物質，人類肉眼是看不到的。它在大氣中多呈乳白色；若背景明亮，則呈現黃色或橘紅色；若背景較陰暗，則為淡藍色。煙（smoke）則是指物質燃燒後產生固狀微細顆粒，懸浮在空氣中的現象。在陽光下，煙呈現黃綠色，若煙與霧（fog）混合成煙霧（smog）時，則呈灰色或黃色。霾和煙兩者皆會造成視線上的障礙，直接影響水平能見度，容易引發交通事故等，同時也造成了嚴重的空氣污染，大量有害物質更危害了人體的健康。

如果出現「PM2.5」或「霾害」，當天就要盡量避免出門（就算出門也要戴口罩），待在室內時緊閉門窗、使用空氣清淨機。建議民眾每天出門前，查看環保署的即時空氣汙染指標。

鼻過敏對生活造成的影響

雖然過敏性鼻炎不是一種過於嚴重或致命性的疾病，但它卻實實在在地影響著病人的日常生活。以下是過敏性鼻炎患者可能會出現的症狀：

1. 鼻塞、流鼻水
2. 黑眼圈
3. 氣喘
4. 皮膚乾癢
5. 過敏性結膜炎
6. 鼻竇炎
7. 中耳炎、中耳積水

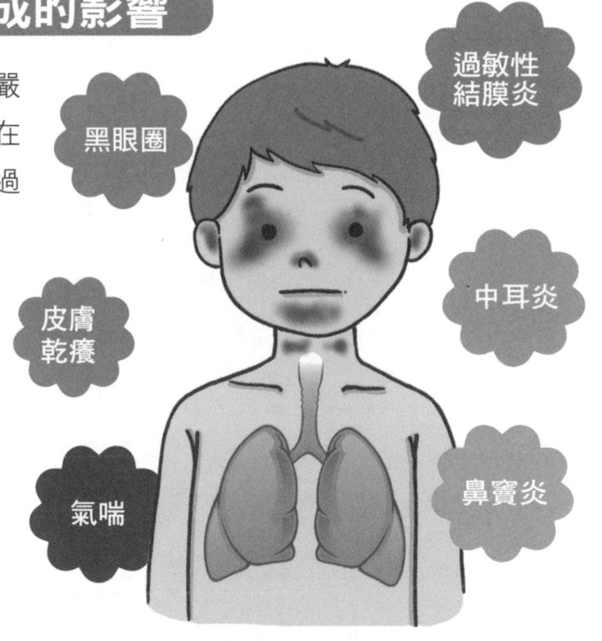

【鼻過敏會有的症狀】

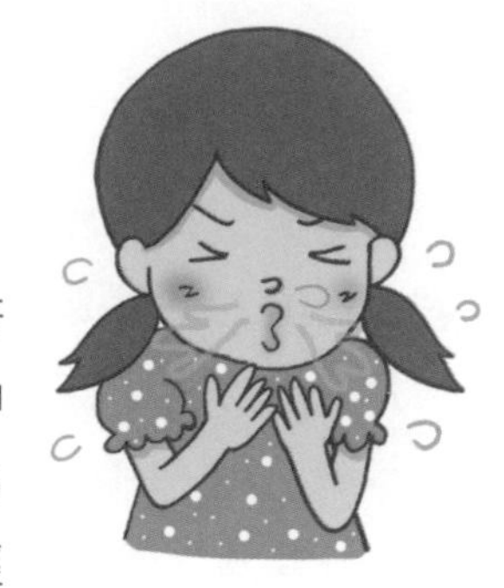

1. 鼻塞、流鼻水

當外來物質（例如過敏原）進入人體後，會附著在我們的鼻黏膜上面，並刺激鼻黏膜以及底下的一些神經，引發打噴嚏或流鼻水，這都是為了將外來物質趕出身體外的自然反應。我們會流出大量的鼻水也是因神經受到刺激，分泌大量鼻水，要將過敏原沖出體外。同時，鼻黏膜變得腫脹，讓外面的過敏原不再進入體內，這就好比年節時的高速公路擠滿車輛，因此在每個入口閘道須限縮車道管制，使壅塞現象不要惡化。

2. 黑眼圈

很多人以為黑眼圈必然是睡眠不足而導致，但其實有些人「黑眼圈」的成因也跟過敏反應有關。當過敏原接觸鼻黏膜而引起過敏反應後，使得鼻子以及眼眶周圍的血管擴張，觸動特定的神經反射，造成靜脈回流受阻、血液淤積在血管內產生色素沉積，而鼻過敏較嚴重的患者常好發於下眼瞼處。而靜脈在外觀上偏藍紫、紫黑色，經色素沉澱後就呈現出明顯的黑眼圈。

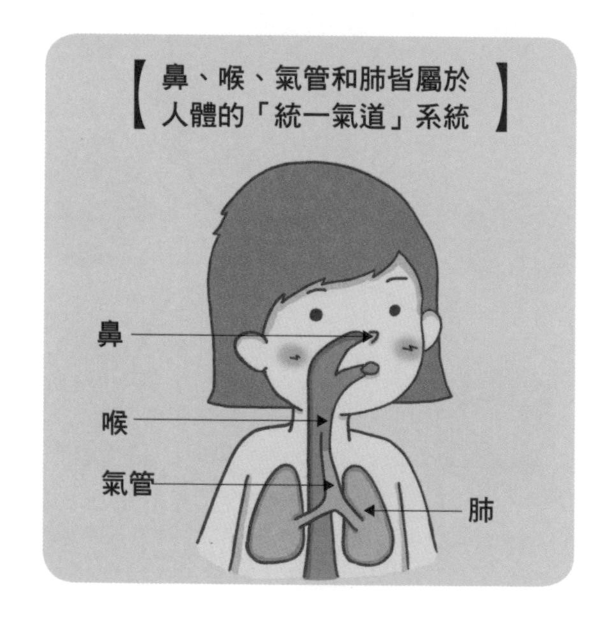

3. 氣喘

氣喘也是一種鼻過敏常見的併發症，它們彼此間有著鸞緊密的關係。在近年來的研究中發現，整個上下呼吸道，包括鼻子、喉嚨、氣管和肺，是屬於同一個系統，稱為「統一氣道」（unified airway model）；就像一條高速公路可以從北部一路開到南部一樣。

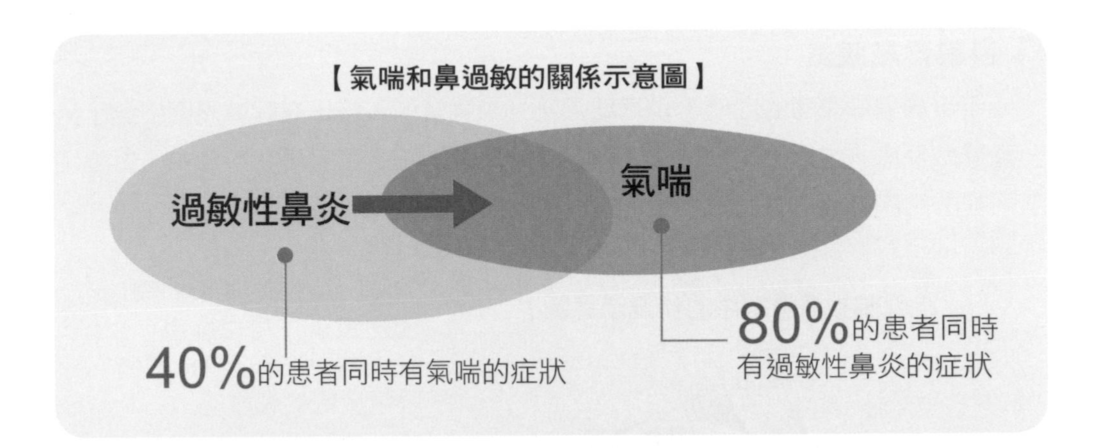

我們之前也提到過敏性鼻炎與免疫球蛋白IgE有密切關係，而氣喘同樣與IgE密切相關。

根據研究統計，將近八成的氣喘病患有鼻過敏症狀，而將近四成的過敏性鼻炎病人患有氣喘。簡單來說，氣喘就是慢性的呼吸道發炎，當呼吸道因發炎產生水腫時會變得更狹窄，氣流因此受到限制，讓呼氣變得困難，所以在呼吸時會有一種很喘的感覺，常伴隨咳嗽和胸悶等症狀。

4. 皮膚乾癢

由於常常擤鼻涕的緣故，導致鼻子附近的黏膜較為乾癢，鼻頭附近的皮膚出現乾澀紅腫，除此之外，眼睛周圍、下巴和脖子等地方的皮膚也可能發癢。而許多具有過敏體質的人也容易伴隨著「異位性皮膚炎」的發生，出現全身性皮膚發癢的狀況。

除了鼻子以外的皮膚也可能出現發癢的情況，尤其是眼睛周圍、下巴、脖子等地方的皮膚。

5. 過敏性結膜炎

引發鼻過敏反應的同時，也可能因為外來物質的入侵，在眼睛周圍引起了另一種過敏反應「過敏性結膜炎」。當空氣中飄浮的過敏原溶解在淚液中，影響了眼睛裡的結膜進而產生過敏反應，使得眼睛產生充血及發癢等症狀。

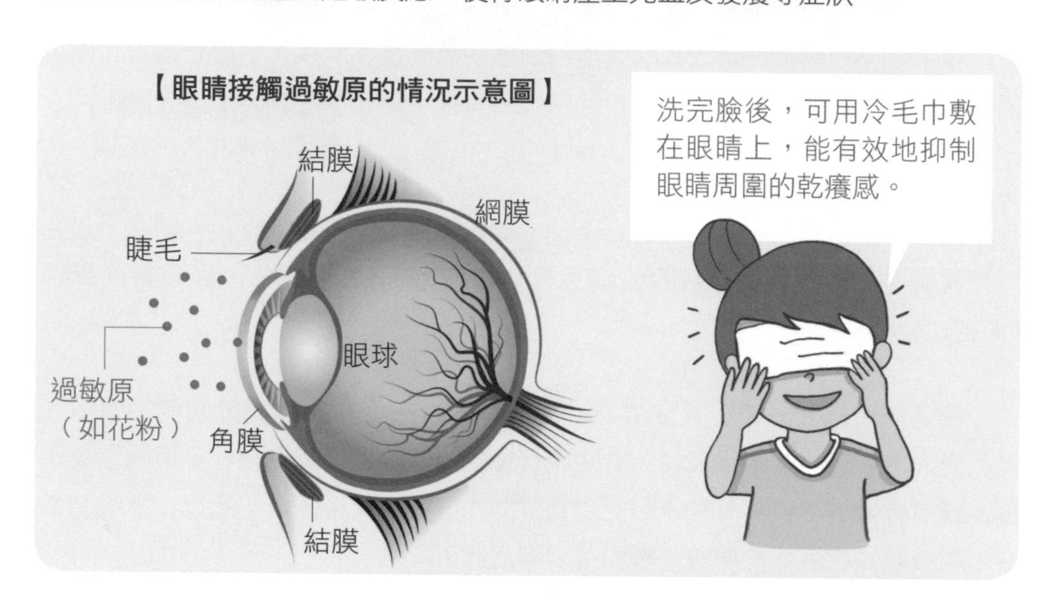

6. 鼻竇炎

另外，因鼻過敏會令鼻黏膜對病毒和細菌的抵抗力下降，使得鼻竇的空腔發炎感染，造成鼻竇炎的機率上升。

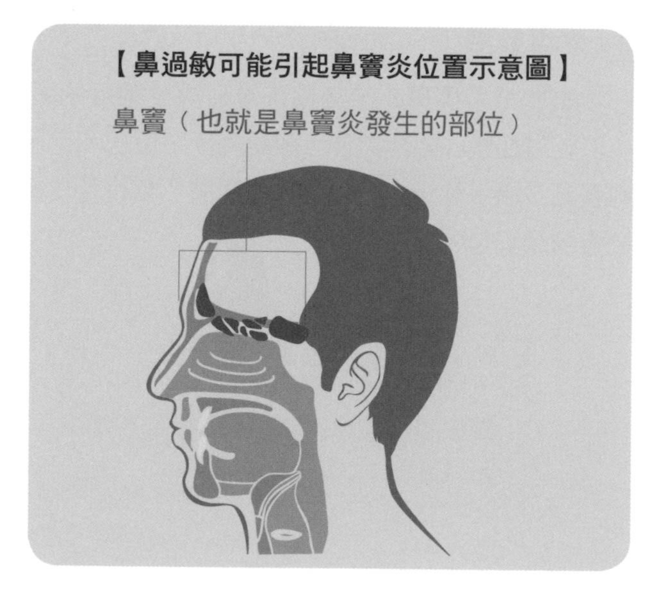

7. 中耳炎、中耳積水

此外，有研究指出，鼻過敏的小孩也容易併發中耳炎和中耳積水。因為人體構造中，在鼻腔後方（鼻咽）與中耳（耳膜內側）有一條耳咽管，主要維持中耳的通氣功能，並適時排放中耳的分泌物。不論是大人或小孩，當鼻過敏發生的時候，鼻子分泌物變多，造成耳咽管開口周圍的黏膜發炎腫脹，妨礙耳咽管正常開關功能，使中耳腔產生發炎和積水的情況，又因小孩子的耳咽管還沒發育完全，更常好發於小孩子身上。

中耳炎和中耳積水也是導致耳鳴的主要原因之一，而鼻過敏也有可能，這也是因為耳咽管功能受到影響導致。

【鼻過敏可能引起中耳炎位置示意圖】

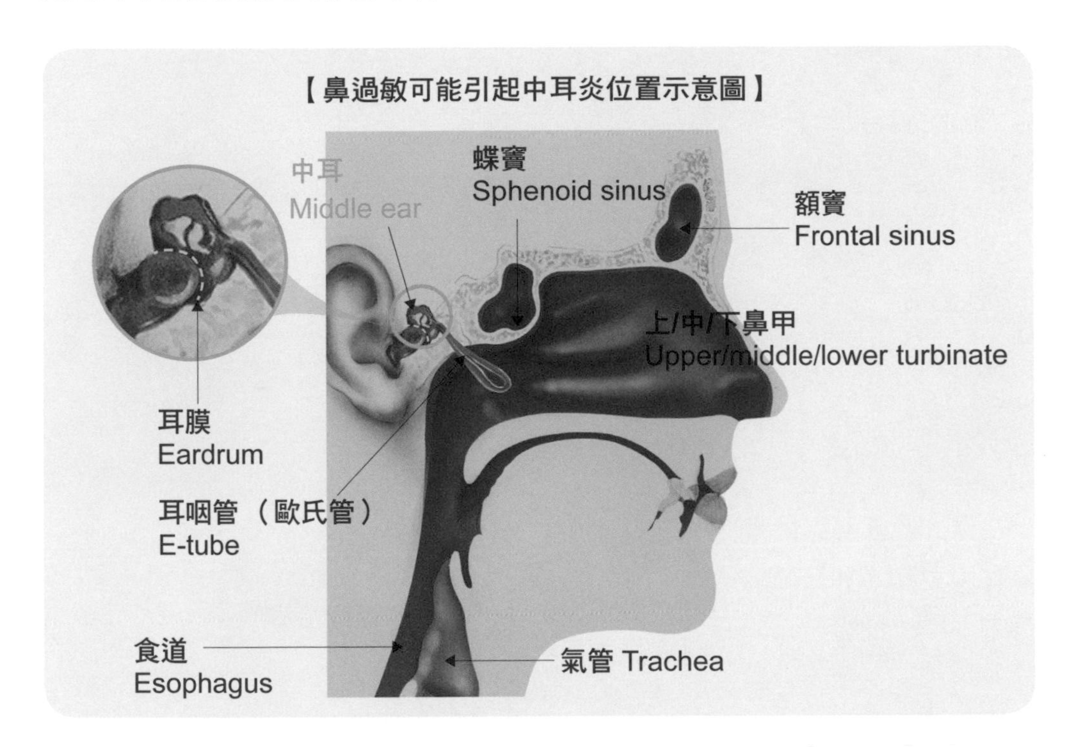

以上列述七點過敏性鼻炎患者可能出現的症狀，建議讀者從中檢視自己有哪些症狀，以尋求改善方法，對症下藥。

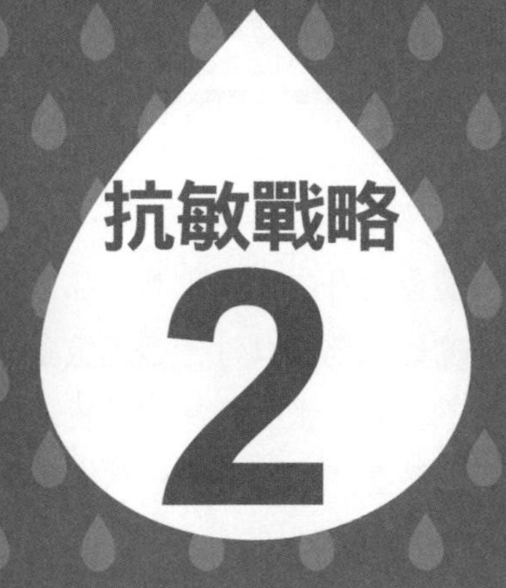

從懷孕起到成人後都該了解的抗敏生活2大關鍵！

抗敏戰略2

從懷孕起到成人後都該了解的抗敏生活2大關鍵！

根據研究顯示，過敏和遺傳的確是有關係的，父母親中任何一位患有過敏的話，小孩子發生過敏的機率便會上升；如果兩個人都過敏的話，那麼機率當然就更高了。普遍來説，男性發作的比例高於女性，但過敏發作的年齡範圍並不固定，過敏病患從新生兒到年齡較大的社會人士都有。以前我曾見過新生兒時期便有過敏的症狀，也有患者過去從沒有過敏症狀，卻在某個時機點突然發作了。過敏發作的主要原因是要看有沒有過敏原去誘發體內的免疫球蛋白IgE，假設你有過敏體質，但是沒有碰到讓你過敏的物質，過敏反應就不會發作，反之亦然。

【孩童鼻過敏可能的併發症】

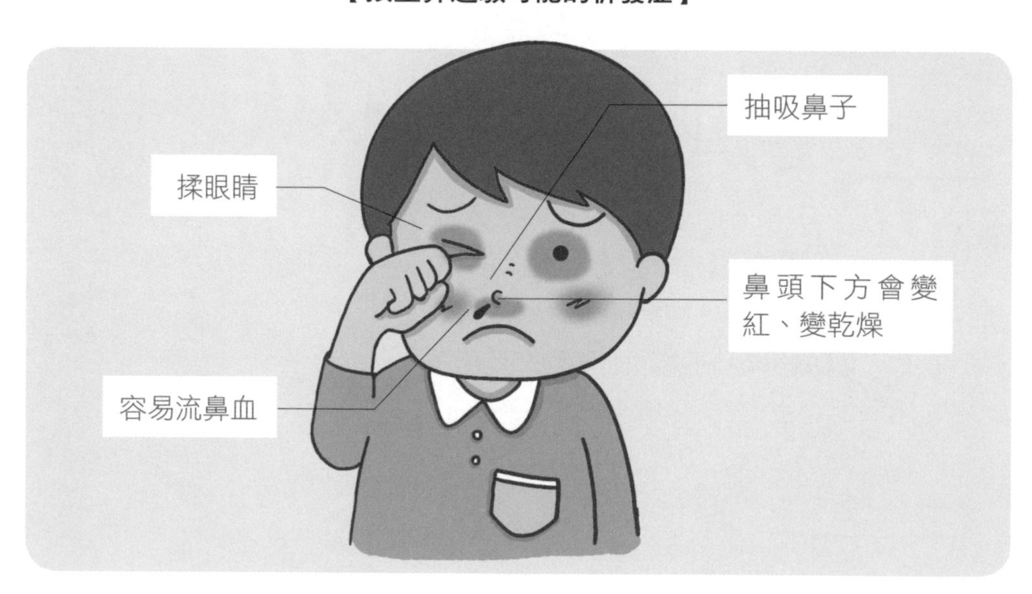

關鍵1：從懷孕開始培養孩子的抗過敏體質！

許多父母都擔心孩子有過敏的問題，以下介紹懷孕期間，媽媽應多攝取的飲食，讓孩子還在胎中，就培養過敏原抵抗力。

★ 多吃這些，加強肚裡孩子的過敏原抵抗力

有一些研究證明，懷孕的時候如果多攝取魚油，魚油中的Omega不飽和脂肪酸能提升免疫力，另一個被證實的是益生菌，像是市售的表飛鳴，或是其他粉狀、液狀的益生菌，對肚子裡的胎兒都可以提升免疫力。這兩樣東西出生後再吃應該也有效，但不是一出生就吃，因為剛出生的小朋友的免疫系統還沒有發育完全，益生菌畢竟還是細菌，所以應該是到了一定年齡再開始吃，才不會造成其他的問題。

另外，還有一些關於「出生後嬰兒喝母乳和沒有喝母乳的比較」研究指出，有喝母乳的小孩免疫力反應比沒喝母乳的免疫力高一些。因為母乳是天然形成，成分含有免疫球蛋白，還有很多高營養的東西，這是目前市售的配方奶比不上的，這也是為什麼我們會提倡喝母乳。

魚油

魚油是從魚肉中提煉出來的油脂，而最主要的成份就是Omega-3不飽和脂肪酸，包括了我們常聽到的EPA (Eicosa Pentaenoic Acid)以及DHA (Docosa Hexaenic Acid)。這兩種脂肪酸對於我們身體有益，如心臟、免疫系統、神經系統、大腦以及眼睛等等。而Omega-3不飽和脂肪酸和我們身體的過敏反應有何關係呢？之前提過，鼻過敏即是鼻黏膜細胞的發炎反應，而Omega-3不飽和脂肪酸則能夠抑制身體的發炎反應，也就是減少發炎前驅物質的生成❶。

【魚油的好處】

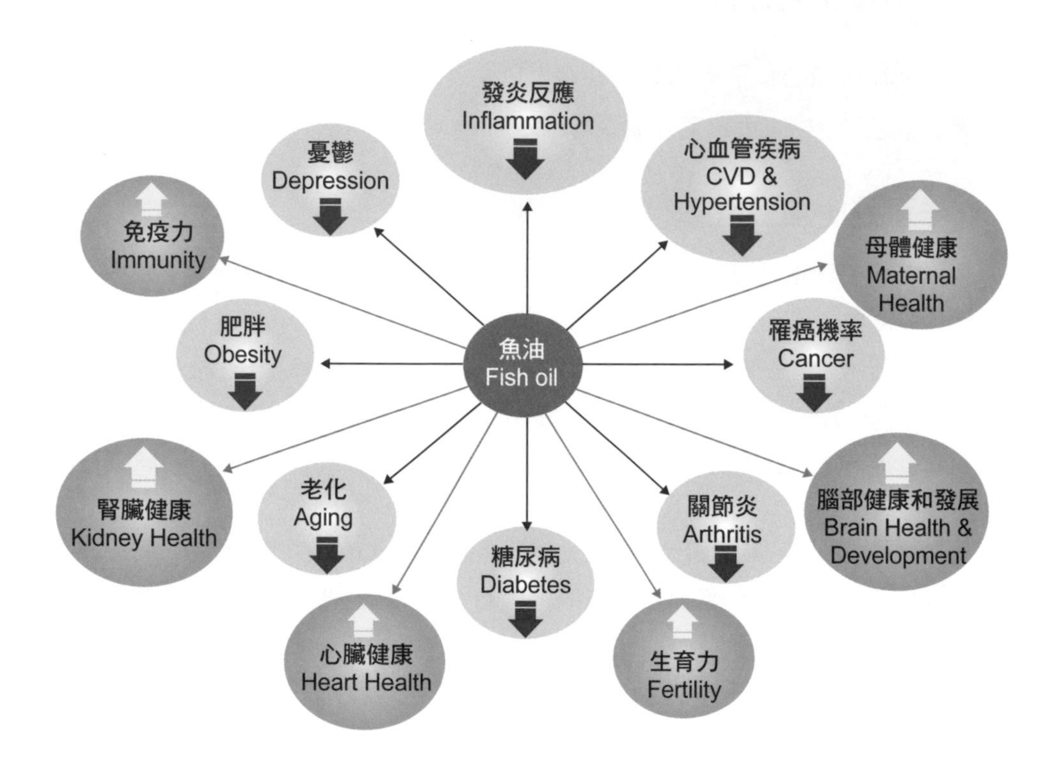

在2015年的《Cochrane Systemic Review》期刊提出了一些針對懷孕時期魚油攝取的見解。基本上，攝取魚油對於部分過敏相關疾病會有助益，如異位性皮膚炎，而攝取魚油也會讓胎兒對於過敏原的敏感度降低。對於過敏性鼻炎及氣喘，食用魚油有些微幫助，但並沒有非常顯著的差異。因此，針對魚油的攝取，還是要以適量為宜。美國食品及藥物管理署（FDA）建議，孕婦的攝取量應該為每日300mg的DHA❷。

益生菌

何謂「益生菌」？根據世界衛生組織（WHO）的定義，益生菌是「活的微生物，若讓人體攝取達一定數量，則能在人體腸道中產生有益菌叢，進而增加對

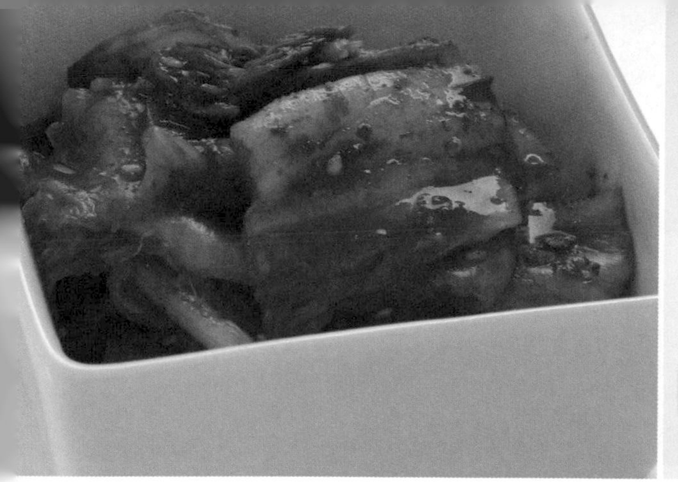

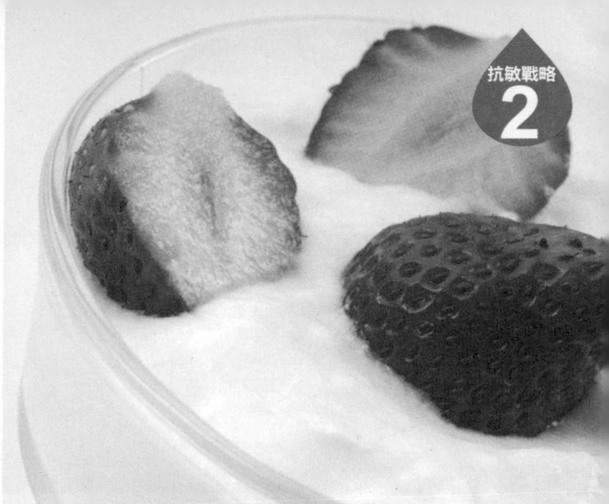

人體健康有助益的細菌」。而益生菌對過敏性鼻炎的病人如何作用呢？最新的論文指出，益生菌可以調控人體的免疫系統，使過敏反應下降。然而，益生菌的治療效果與菌種、投與方式、劑量等等皆有關，但目前尚未有論文證明相關因素。

懷孕能否攝取益生菌？美國國家衛生研究院（NIH）指出，依目前的研究，益生菌幾乎不會對孕婦產生不良影響。懷孕時攝取益生菌對孕婦的消化系統有幫助，且對於胎兒來説，可降低日後某些過敏性疾病的發生率。

而益生菌的來源為何？其實天然的食物中很多都含有益生菌，例如最常見的優格，以及味噌、藻類、巧克力、泡菜、牛奶等等。最重要的是，均衡飲食、多方食物來源攝取最為恰當。市售的益生菌種類繁多，菌種以及劑量皆不相同，建議在選購的時候詢問專業醫師相關意見❸。

母乳

母乳是寶寶最理想、最自然、最合於生理需要的營養來源，它包含嬰兒前半年所需的所有營養，餵哺母乳有以下幾點好處：

1. **增強免疫力，預防感染**：母乳中含有許多對抗感染的抗體，媽媽可藉由奶水將重要的抗體傳給寶寶，提供天然免疫能力，寶寶就不容易受到細菌感染而生病，能保護寶寶到自己產生抗體為止。

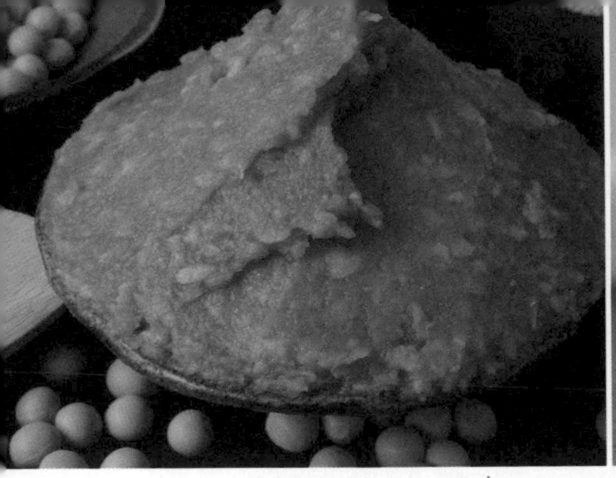

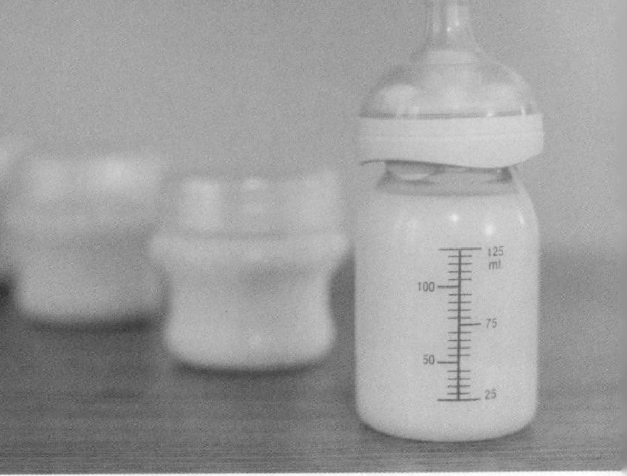

2. **減少過敏和其他疾病**：哺育母乳可以減少寶寶罹患如濕疹、蕁麻疹、氣喘、過敏性鼻炎過敏症狀，還有感冒、腹瀉、便秘、皮膚病及其他慢性疾病的機會。
3. **增加消化吸收，強化腦部等發育**：母乳營養完整豐富，不僅含有容易消化吸收的蛋白質，較不會讓寶寶有脹氣感和不適，更含有足量的必需脂肪酸，對寶寶的腦部、視網膜的發育極為重要❹。

雖然母乳有非常多的好處，但權威期刊《Allergy》在2015年底發表了一篇論文，指出目前並沒有明顯的證據顯示母乳對於鼻過敏有非常大的預防效果。但無論如何，哺育母乳對於母親以及幼兒都有許多好處❺。

[參考資料]

❶ Calder PC.Omega-3 polyunsaturated fatty acids and inflammatory processes: nutrition or pharmacology?Br J Clin Pharmacol. 2013 Mar;75(3):645-62.

❷ Gunaratne AW, Makrides M, Collins CT. Maternal prenatal and/or postnatal n-3 long chain polyunsaturated fatty acids (LCPUFA) supplementation for preventing allergies in early childhood.Cochrane Database Syst Rev. 2015 Jul 22;7:CD010085.

❸ Yang G, Liu ZQ, Yang PC.Treatment of allergic rhinitis with probiotics: an alternative approach.N Am J Med Sci. 2013 Aug;5(8):465-8.

❹ Lodge CJ, Tan DJ, Lau MX, Dai X, Tham R, Lowe AJ, Bowatte G, Allen KJ, Dharmage SC.Breastfeeding and asthma and allergies: a systematic review and meta-analysis.Acta Paediatr. 2015 Dec;104(467):38-53.

❺ Bion V, Lockett GA, Soto-Ramírez N, Zhang H, Venter C, Karmaus W, Holloway JW, Arshad SH.Evaluating the efficacy of breastfeeding guidelines on long-term outcomes for allergic disease.Allergy. 2015 Dec 30.

★ 少吃這些，減少肚裡孩子的過敏機率

過去的觀念認為準媽媽在懷孕時期或哺乳期，應該少接觸某些物質或減少食用易引起過敏的食物，來降低寶寶產生過敏症狀的風險。

第一是香菸，首先當然是孕婦自己不能抽之外，連帶的如果家人有抽菸習慣，孕婦也要盡量避免吸到二手菸。在2014年，著名期刊《Pediatrics》發表了一篇論文，針對兒童於母親懷胎時及幼時是否接觸香煙做探討。結果發現：若母親於懷孕時有抽菸或是吸二手煙，則該孩童發生過敏性疾病及鼻過敏的機率相對較高，且容易於年紀更輕時發病 ❻。香煙中含有數百種化學物質，其會對我們人體的呼吸道造成許多影響。在胎兒時期，若接觸香煙，香煙中的尼古丁（Nicotine）及其他有毒物質則可能通過胎盤進到胎兒體內。而這些化學物質則可能進一步的刺激呼吸道，造成之後的過敏機率上升 ❼。

第二是帶殼類海鮮，像是螃蟹、蝦子或是其他貝類等。有一個說法指出，這些帶殼類的海鮮會產生誘發過敏的蛋白質，刺激身體反應，應盡量避免。

第三是堅果類，譬如說腰果、花生等等。還有其他常見的高致敏性食物包括：牛奶蛋白、大豆、蛋類、小麥，建議孕婦應盡量避免接觸或減少食用這些物質。

雖然美國兒科醫學會以及臺灣兒童過敏氣喘免疫及風濕病醫學會在最新的報告中曾指出，母親這樣的作法對預防嬰兒發生過敏病並沒有特別顯著的效果，但我們還是建議準媽媽們減量攝取上述所提到的物質。

[參考資料]

❻ Thacher JD, Gruzieva O, Pershagen G, Neuman Å, Wickman M, Kull I, Melén E, Bergström A.Pre- and postnatal exposure to parental smoking and allergic disease through adolescence.Pediatrics. 2014 Sep;134(3):428-34.

❼ Vardavas CI, Hohmann C, Patelarou E, et al. The independent role of prenatal and postnatal exposure to active and passive smoking on the development of early wheeze in children.Eur Respir J. 2016 Mar 10.

Question 醫生，我有問題

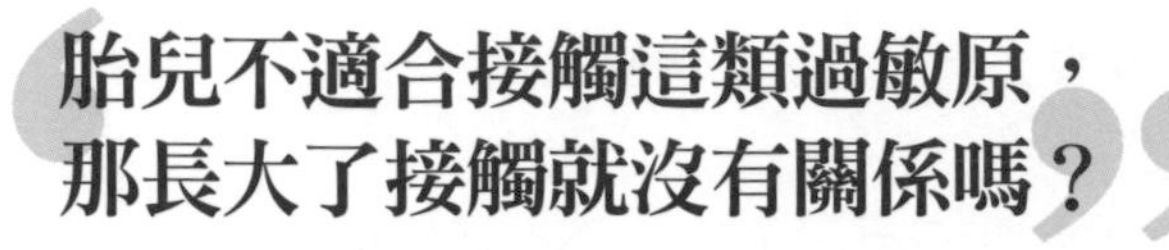

胎兒不適合接觸這類過敏原，那長大了接觸就沒有關係嗎？

這個一般見仁見智，我們現在談的是個大原則，要避免過敏性鼻炎的產生，就應盡量減少接觸這些物質，但不需要太過擔心，除非確定誘發過敏，否則可以適量攝取。

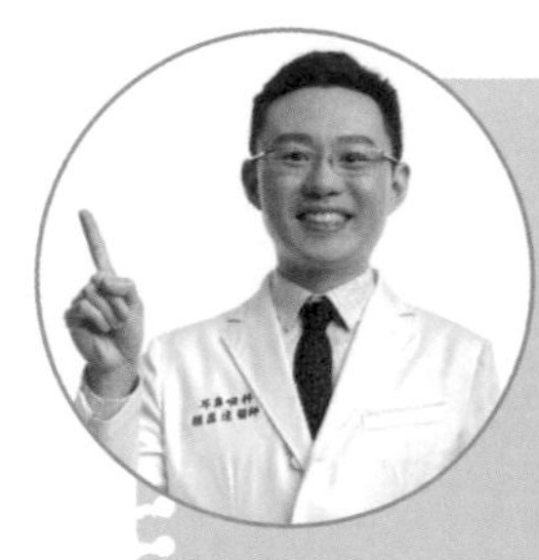

賴醫師貼心小提醒！

過敏≠免疫力差，爸爸媽媽要小心不要誤信偏方！

在台灣，一年就有數以萬計的過敏寶寶出生，很多家長以為孩子患有過敏，就等同於免疫力差，這是大錯特錯的迷思！雖然許多人會嘗試以各式偏方、中藥給孩子進補，但還是建議家長請教專業醫師的意見。至於有些人會刻意飼養寵物，企圖讓孩子「習慣」過敏症狀，如果孩子本身是過敏兒，我們不建議另外再飼養寵物，但如果是原本已有飼養寵物的家庭，除非已經確定寵物是過敏原，否則不必預防性送走。

關鍵2：不管大人小孩都得遵守的抗敏習慣！

孩子出生後，開始接觸各式各樣的食物，父母應秉持均衡營養的原則，篩選「低過敏性食物」，讓孩子從小就養成良好的飲食習慣。

★ 務必遵守「低過敏飲食原則」

基本上，低過敏的飲食原則就是「飲食均衡」：多吃蔬菜水果，少吃油炸及重口味的食物，避免吃外食及人工添加物。

鼻過敏者在飲食方面，可做下列調整：

1. 多補充水份：

鼻過敏或是鼻竇炎的病人，常常分泌物會有黏稠狀的表現。多喝水，可以減少黏稠狀的分泌物，也可讓鼻腔保持濕潤，維持正常生理功能。

2. 加添香料：

薑：在飲食中適度的增添薑，除了可以增添風味外，也可以吃到薑所含的抗氧化效果。根據一篇2008年在《International Immunopharmacology》的文章指出，薑可以調節在氣喘及過敏中的免疫反應。但要注意攝取的量，因為薑也有可能與其他藥物產生交互作用，例如抗凝血劑等等。

洋蔥：很多人應該都有切洋蔥被薰到流淚的經驗吧？它也可以讓你的鼻腔暢通，最重要的是，它含有槲皮素（Quercetin），而槲皮素是種類似抗組織胺特性的物質，對於抗發炎可能會有效果。

大蒜：大蒜含有大蒜素（allicin）及抗氧化成分，有抗發炎的效果。

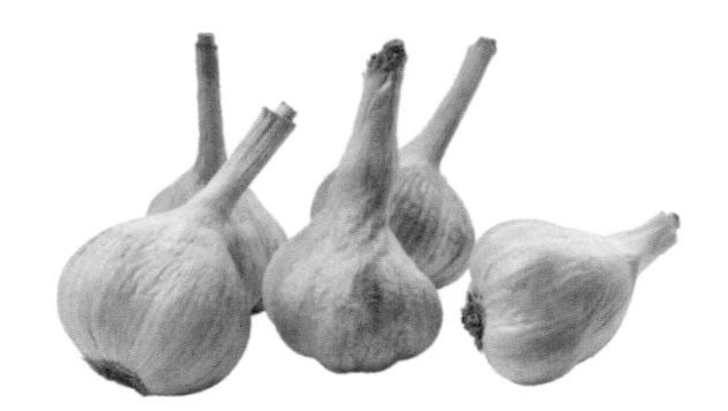

辣椒：辣椒中含有辣椒素（capsaicin），也具有抗發炎效果，可以讓鼻腔分泌物較稀，緩解鼻塞。

3. 增加攝取Omega-3脂肪酸：

Omega-3脂肪酸：它被公認是抗發炎的物質，若增加攝取，也可能讓鼻過敏的相關症狀減輕。

魚類來源：鮭魚、鮪魚、比目魚、鯖魚等。

堅果類來源：核桃、杏仁、南瓜等。

豆類來源：四季豆、綠豆等。

水果來源：酪梨等。

4. 增加攝取維他命C：

維他命C：也是公認是抗氧化的物質，食用也可讓過敏症狀減輕。

柑橘類來源：柳橙、葡萄柚等。

莓果類：草莓、蔓越莓、藍莓等。

紅色及綠色蔬菜：番茄、紅椒、青椒、菠菜、花椰菜等。

5. 增加攝取多酚：

多酚（polyphenol）：在2010年的《American Journal of Rhinology&Allergy》期刊中，有研究指出，飲食中的多酚可以有效的維持鼻黏膜正常的纖毛功能，同時也會抑制黏液的分泌，讓鼻分泌物變少。

槲皮素（Quercetin）來源：如紅酒、茶、洋蔥、綠色蔬菜等等。

兒茶素（EGCG）：綠茶萃取物。

薑黃素（Curcumin）：咖哩等。

既然有能預防或減緩鼻過敏症狀的食物，當然也會有加劇過敏反應的兇手。在一些文獻當中都曾經提過酒精對於鼻過敏症狀可能會有加重的現象，也許是因為酒精會引起血管擴張；當我們鼻子的血管擴張，則較容易出現鼻塞的情況。此外，酒類中常常含有組織胺，本就容易引起鼻過敏反應，產生如打噴嚏、流鼻水、鼻子癢等等的症狀。還有一項北歐的研究顯示，因酒精而引發鼻子症狀者以女性居多，且在所有酒類當中，紅酒與白酒更是容易導致過敏反應的發生。除了避免喝酒，也

應減少食用冰品以及一些高飽和脂肪及反式脂肪的食物，這些食物都可能會促進發炎，引起過敏反應，例如奶酥麵包、牛角麵包、可頌、炸薯條、油條等。

另外，爸爸媽媽在幫小寶寶們添加「嬰兒副食品」時，有兩點原則必須把握：

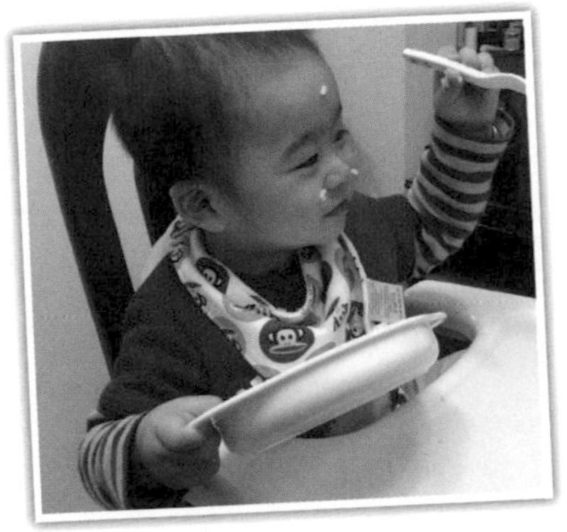

1. 若父母本身有過敏的體質，建議孩子四個月大再開始吃副食品。
2. 基本上什麼食物都可以添加，除非吃了會產生過敏症狀則應停止。

為了0～1歲的小寶寶，爸媽務必遵守的「低過敏飲食原則」如下：

0～6個月

- 優先哺餵母乳。
- 母親應避免攝取容易導致過敏的食物（例如蝦蟹類、堅果類等）。
- 母親應避免吸入過敏原，遠離二手菸。
- 母親應多補充鈣、鐵、蛋白質各種營養。
- 若餵母乳出現過敏，可考慮水解蛋白配方，避免牛奶蛋白的刺激，降低寶寶風險，免疫系統就不會被激發。
- 四個月大時可開始餵副食品。

6～12個月副食品

- 由「低致敏性」的食物開始慢慢嚐試。
- 米類、稀飯、果泥優先。
- 避免吃芒果、草莓、奇異果。

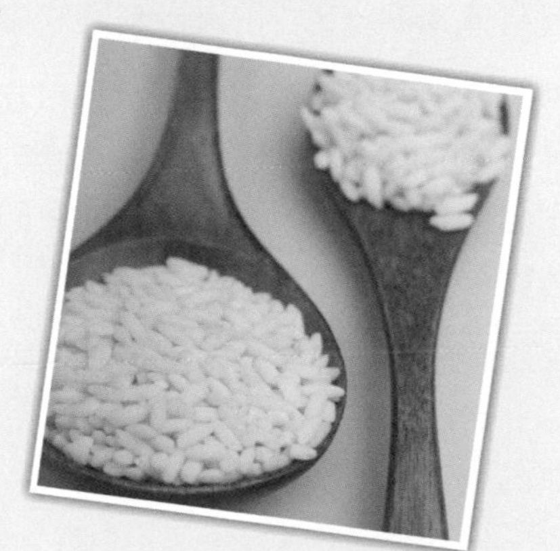

・蔬菜類先於根莖類。
・豬肉先於雞肉和牛肉。
・10個月大後才開始添加蛋黃、魚、肉、等動物性食物。
・有殼海鮮、堅果少吃。

1歲以上

・避免高油高熱量的食物。
・攝取天然的抗氧化物。
・避免外食。
・花生、黃豆少吃。
・蛋白、有殼的海鮮類、不新鮮的魚貝類盡量不要吃。

★ 自己擤鼻涕，這樣擤就對了

許多病人因為鼻子分泌物很多而感到很塞，或是不舒服，所以在擤鼻涕時就變得很大力，這樣很不好。因為我們的耳鼻喉是相通的，鼻子後端和耳咽管有相通，我們大力擤鼻涕的時候氣流可能衝到耳咽後面對耳朵造成影響。另一方面，因為鼻涕不一定往前流，有時候會往後流，一旦倒吸回去反而會造成耳朵發炎。所以切記，擤鼻涕千萬別太大力，不然有可能會造成受傷或是發炎。最安全正確擤鼻涕的方法，就是像要打噴嚏一樣，先深吸一口氣，再由鼻腔將氣吐出，手指完全不要去捏鼻子。這是最安全的方式，既不會造成鼻腔黏膜的受傷，不會誘發鼻竇，也不會引起中耳炎。

另外也可以考慮進一步使用下面的方法，但切記不可用力（原則上，別人聽不到擤鼻涕的聲音，而且最重要的是耳朵不能有塞住的感覺）：先吸一口氣，再用一隻手指輕壓一側鼻孔，然後將氣由另一側鼻孔呼出；兩邊鼻子輪流擤。千萬不可將兩側鼻翼捏住再發出如雷貫耳的聲音，一方面很不雅觀，更重要的是，它可能帶來二次傷害。

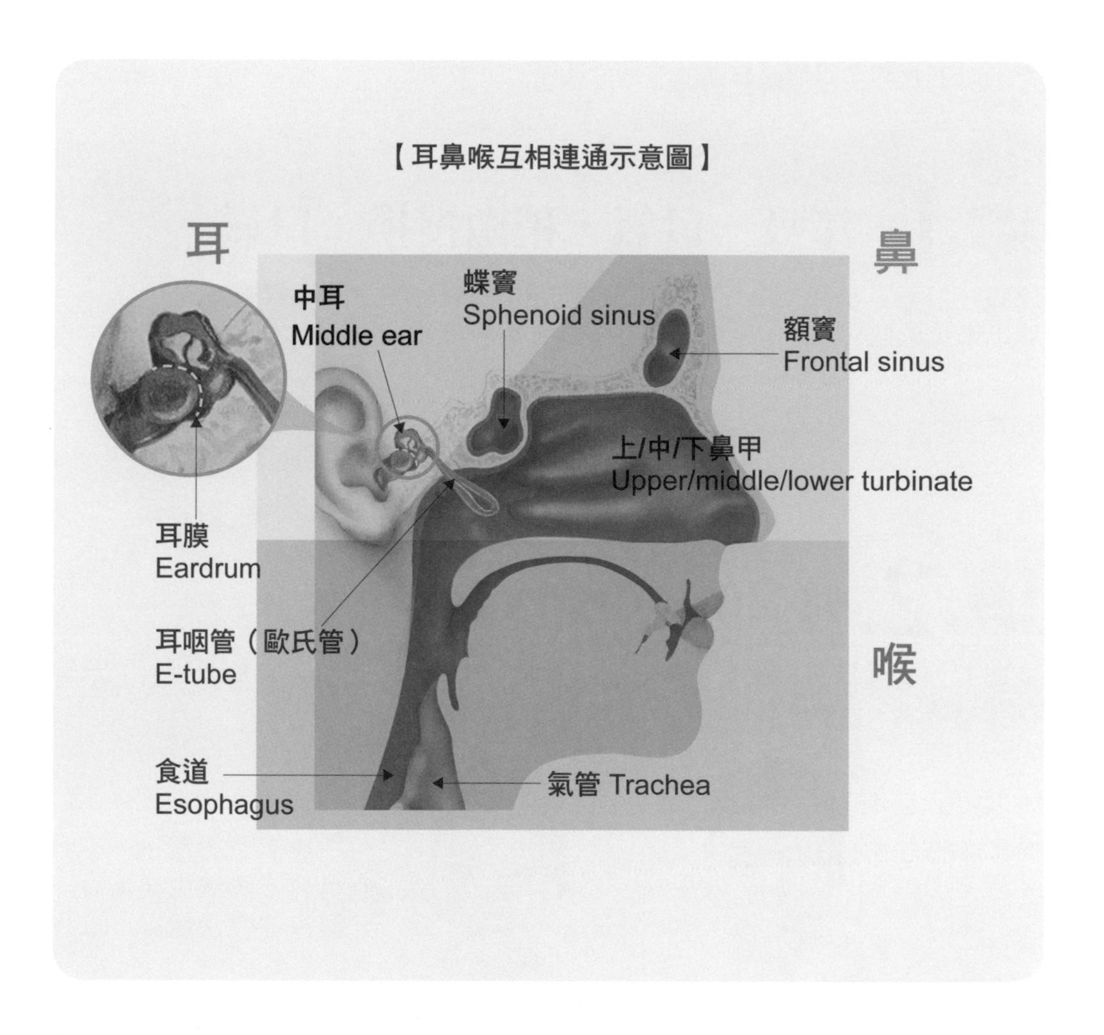

正確擤鼻涕的方式

前面提過，我們的耳鼻喉是相通的，如果擤鼻涕的方法不正確，可能會對耳朵造成影響。所以切記，擤鼻涕千萬別太大力，不然有可能會造成受傷或是發炎，以下介紹了兩種擤鼻涕的正確方法。

擤鼻涕減敏方法 1. 深吸一口氣，稍微慢擤一口氣

深吸一口氣，稍微慢擤一口氣從鼻腔吐出，鼻水會流出來，再把它擦掉，手指完全不要去捏鼻子。

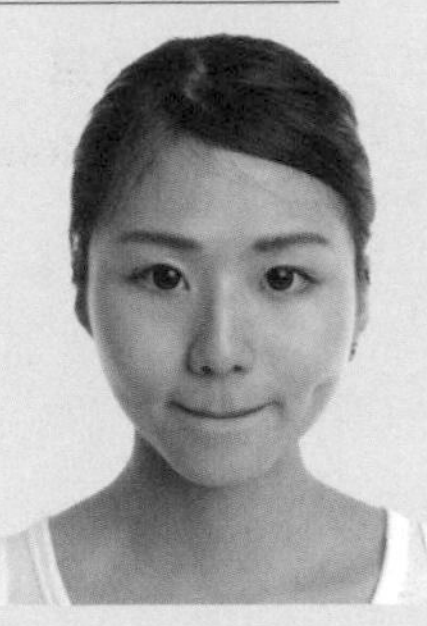

手指不要去捏鼻子，從鼻腔慢慢地擤一口氣出來。

擤鼻涕減敏方法 2. 將氣由另一側鼻孔呼出

深吸一口氣，再用一隻手指輕壓一側鼻孔，然後將氣由另一側鼻孔呼出，左右兩邊輪流擤，右邊壓著擤左邊，左邊壓著擤右邊。

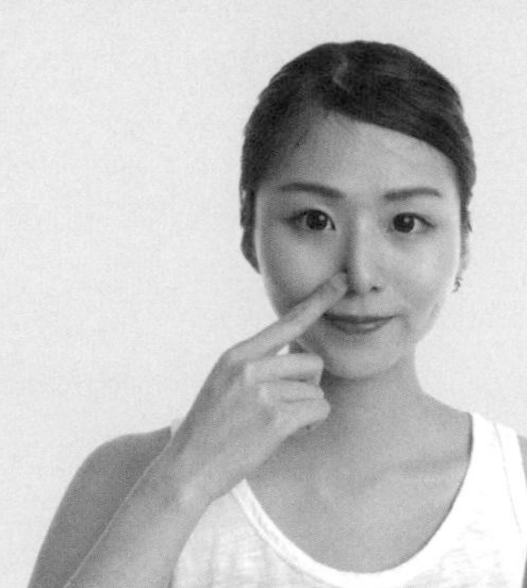

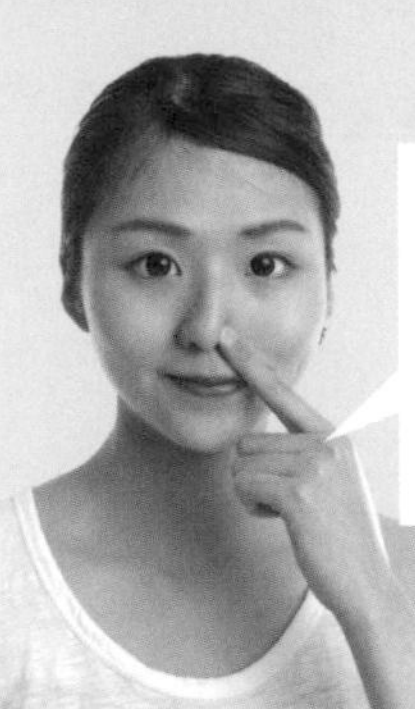

用一隻手指輕壓一側鼻孔，將氣由另一側鼻腔慢慢地擤一口氣出來。

★ 幫孩子擤鼻涕，這樣擤就對了

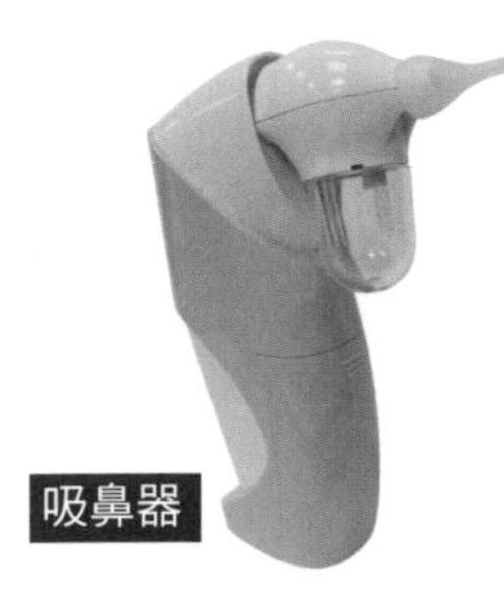
吸鼻器

剛出生的寶寶因呼吸道尚未發育完整，時常因分泌物較多時產生呼嚕呼嚕的雜音。小孩子一般都不太知道該如何出力將鼻涕擤出，所以爸爸媽媽幾乎都會使用外面市售的吸鼻器幫忙擤出鼻涕；只不過吸鼻器的效果有限，吸不太到比較深處的鼻水。如果不用吸鼻器的話，也可以改用衛生紙或是棉花棒幫他們擦掉。而大一點的小朋友，可以開始教他們如何擤鼻涕，重點其實和大人一樣，按住一側鼻翼，然後輕輕地吐氣，不要太用力，也絕對不要去摳鼻子，動作盡量以輕、柔為主，才不會傷到鼻腔黏膜。

當小朋友出現鼻子的若干症狀時，應多加留意、控制室內溫度與濕度，倘若溫度太濕、溫度太低都可能使鼻子不適感增加，所以一定要多加留意。若孩子要外出，可以讓他配戴口罩，一方面減少將病毒傳播出去的機率，冬天的時候還能藉著口罩的遮蔽減少吸入冷空氣的刺激，保持口鼻部溫暖濕潤。如果孩子一直打噴嚏、流鼻水、鼻塞，可使用溫熱濕潤的毛巾輕輕覆蓋口鼻部位，再溫柔地按摩兩側鼻翼，有助促進血液循環和鼻腔濕潤，症狀會改善一些。

賴醫師貼心小提醒！

鼻塞怎麼判斷呢？

要判斷寶寶是否真的有鼻塞，可觀察寶寶呼吸時是否有鼻音或雜音。除了鼻子過敏，鼻塞、流鼻水也有可能是因為濾過性病毒所引起的上呼吸道感染，也就是俗稱的感冒。感冒剛開始通常會出現清澈的鼻水，後期如果鼻水在鼻腔內積久了或水分攝取不足，都可能會使鼻涕變得比較濃稠。要注意，小朋友若黃稠鼻涕持續5天以上或合併發燒，較需要擔心罹患鼻竇炎的可能性，應該儘快帶給小兒科醫師檢查評估。

★ 調整作息也能降低過敏誘發機率

在我們的身體裡面，有自律神經系統，包含二套系統：一個是交感神經系統，一個是副交感神經系統。當身體感受到緊張的時候，比如說運動，交感神經就會活化；當人體處於較放鬆的狀態，像是睡覺，則換成副交感神經活化。而我們的鼻子也受到自律神經的影響，當交感神經活化的時候，鼻子保持暢通；副交感神經活化的時候，鼻黏膜的血管擴張、鼻水的分泌量增加，變得容易打噴嚏。

舉例來說，當你受到外在刺激，緊張的感覺增加，鼻子自然會保持通暢，不會讓你因為鼻塞分心而無法面對外界的反應。所以我們常說，交感神經就像車子的油門，將身體維持在最良好的狀態；而副交感神經則像車子的剎車，讓身體休息。

交感神經和副交感神經是會互相影響的，如果任一方活化過久，也會變得比較遲鈍，容易讓免疫系統失去平衡，使得過敏的情形更加嚴重。因此除了適量的運動，充足的睡眠也很重要，維持良好的生活作息，能讓過敏的症狀好轉。

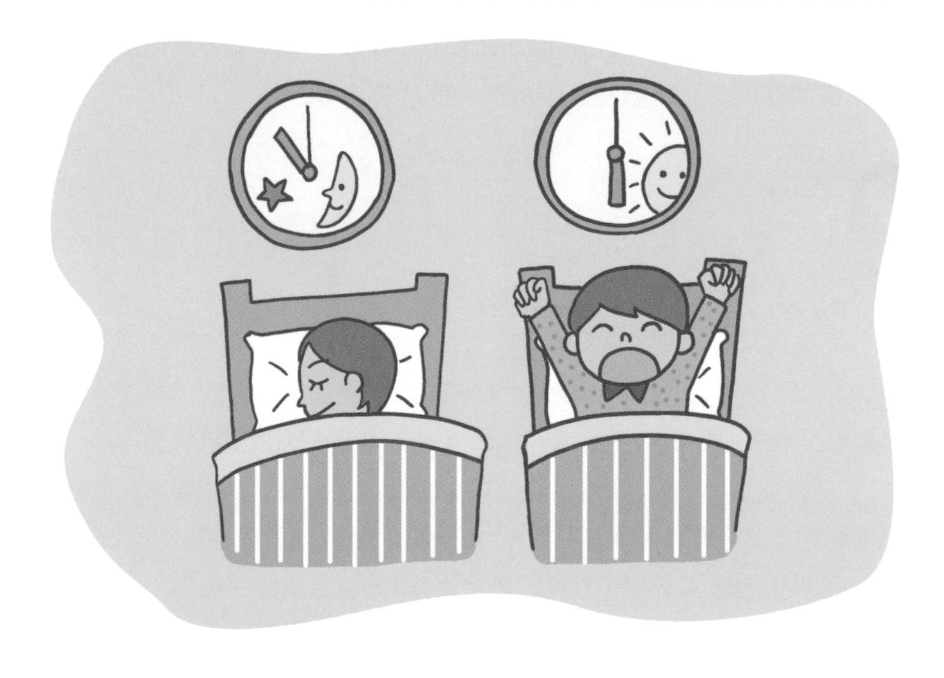

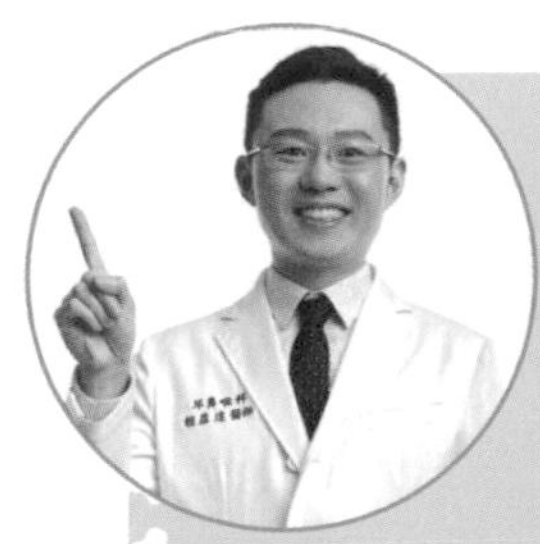

賴醫師貼心小提醒！

壓力也是容易讓免疫系統失去平衡的兇手之一！

當我們感覺壓力出現時，會活化交感神經，而副交感神經則被抑制；但若是長期身處於壓力之下，會令交感神經過於活化因而出現失眠的問題，也無法和副交感神經達到平衡導致免疫系統失調。平日裡除了要培養早睡早起、運動充足的習慣之外，也要注意壓力的累積，適時的排解不愉快的心情。

【慢慢的吐氣使心情放鬆】

意識到「吐氣」這件事情且徹底的做到

無意識的快且淺的呼吸

用腹式呼吸的方式吐氣，可以使副交感神經作用

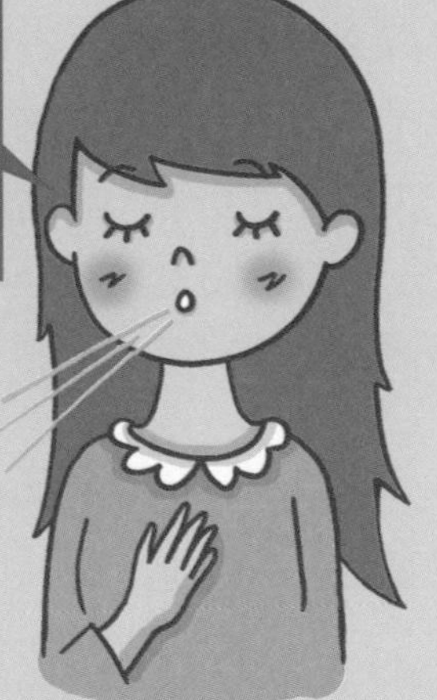

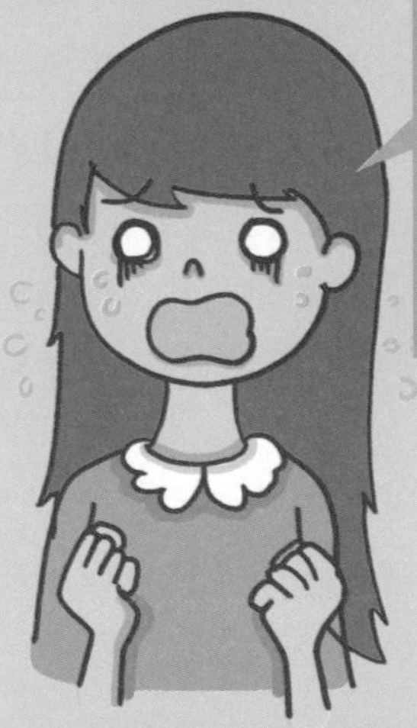

過度的壓力
↓
交感神經興奮過度
↓
呼吸變快變淺

如果吸飽氣後稍停一下，慢慢的吐氣，這時副交感神經就會活化，產生放鬆的效果。

當壓力出現或是感到緊張時，交感神經過於活化，呼吸則容易變得又快又淺。

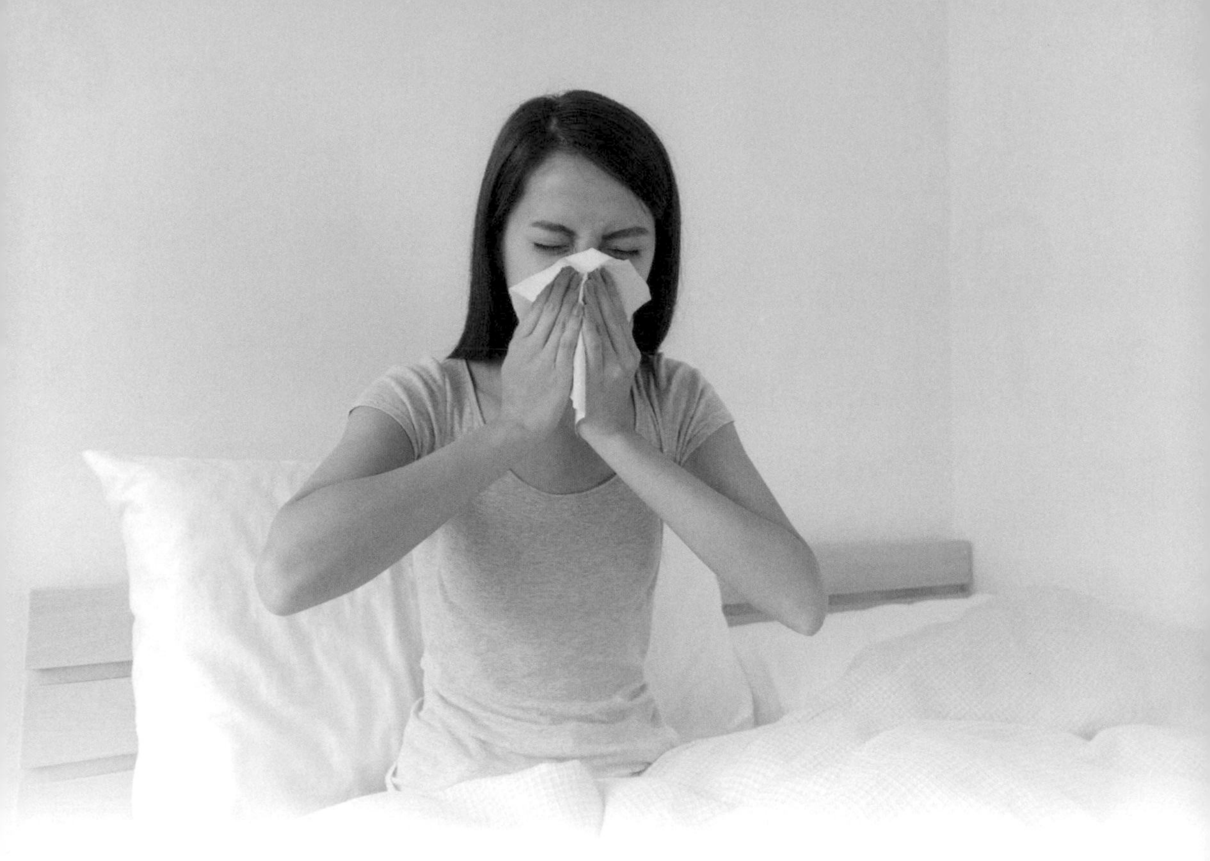

★ 睡姿正確，就能減少過敏困擾？

許多人都曾有過調整睡姿後，鼻子好像就暢通無阻，一覺到天亮的經驗。其實並沒有什麼特別的睡姿會讓鼻塞比較好，當然也許有些病人的反應感覺不同，但這並沒有什麼根據。我們的鼻子有正常的生理功能，鼻黏膜下方有豐富的血管組織如同海綿，它是會伸縮的，比方說左邊膨脹右邊就縮小，會根據週期左右兩邊輪替，時間大約是二到七個小時，每個人的週期不太一定。

當你的感冒或是過敏比較嚴重時，它還是會有這樣的生理功能，只是組織會腫脹得更嚴重，才會讓人產生好像鼻子被塞住的感覺，就算是睡覺時生理週期也還在進行，並不會因為你的睡姿改變。

另外，鼻子裡纖毛的活動方式是將鼻內的分泌物由前往後掃，它的作用方向不會因為你側睡、仰睡或趴睡而改變，所以還是照前面的建議一樣去做就好。如果感到鼻塞，在睡前還是吃或是點一下藥物，才能有幫助通暢的功效。

★ 抗過敏藥物服用有訣竅

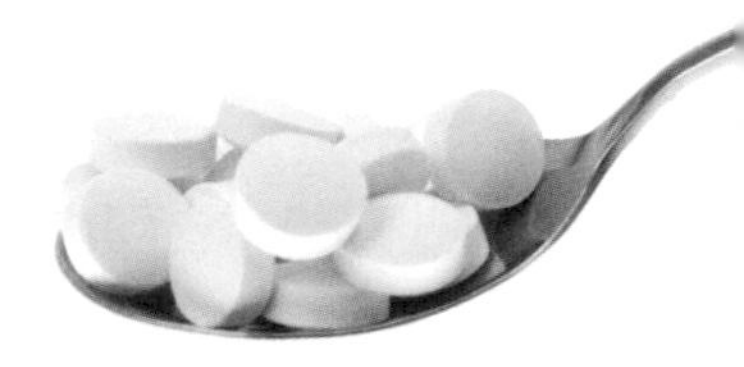

現在對於過敏的治療分成好幾種，前面提過的都屬於「預防」的部份，當然預防對過敏性鼻炎是個很重要的步驟；但是當這些事情都做到，卻還是無法抑制過敏時，就需要醫師的幫助。一般的藥物治療原則上分成二類，一類是口服藥物，一類是鼻噴劑。

目前的口服藥物一般是指「第二代的抗組織胺」。前面開宗明義地講過，過敏性鼻炎跟體內的免疫球蛋白IgE有關係，它是一種誘發身體免疫反應的抗體。這些反應當中最重要的物質就是「組織胺」，它的釋放會產生過敏的症狀。而所謂的「抗組織胺」就是，抵抗這些組織胺去跟某一些身體的細胞做結合，避免可能會產生的過敏反應。

簡單來説，我們要使用遙控器，必須在裡面裝電池。如果遙控器需要的是二號電池，使用者卻拿三號電池往裡面塞，雖然電池本身還是有電，遙控器一樣不會動。抗組織胺就像是「錯的電池」，能夠阻斷組織胺與身體細胞結合而產生過敏反應。因此，抗組織胺這種口服藥物才會有止鼻水、止鼻塞、止鼻子癢的效果。

既然有第二代，它就會有第一代。第一代是屬於比較前期、比較老的藥品，它能夠快速短效地緩解症狀，但也可能過了一會兒又復發，而且它有一個副作用是容易嗜睡，當然有些人會，有些人不會。第二代的藥品經過改良，它的作用時間比較長，但是比較不會想睡覺，這是我們最常開的口服藥物。

至於第二大類的「鼻噴劑」也分成好幾種：「類固醇鼻噴劑」是目前最常、也方便使用的鼻噴劑，第二常見的鼻噴劑是「抗組織胺鼻噴劑」，可翻到P.130看更詳細的介紹。

一般來說現在醫療上都採取「階梯式的治療」，也就是說，我們會按照症狀的嚴重程度來調整用藥。比方說，當症狀較輕微時，吃藥或是鼻噴劑擇一即可；若情況較為嚴重時，可採取口服藥物加上鼻噴劑一併使用。另外，治療過敏的藥物一般不會跟其他的藥物互相抵觸，當然在使用這些藥物時，建議還是詢問一下醫師的意見較為保險。

Question 醫生，我有問題

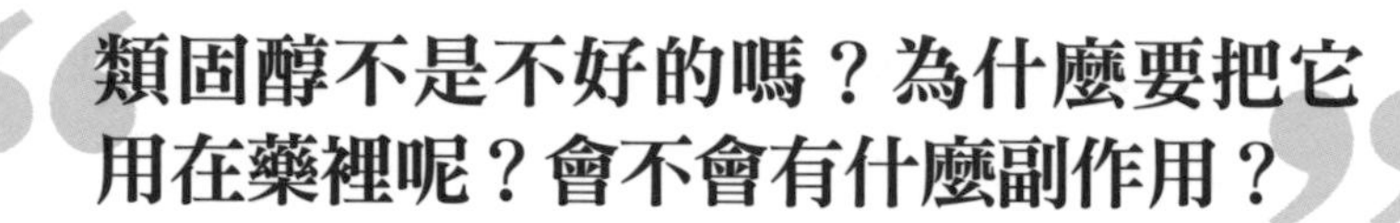

類固醇不是不好的嗎？為什麼要把它用在藥裡呢？會不會有什麼副作用？

其實鼻噴劑的類固醇跟全身吃的類固醇是不一樣的。吃進去的類固醇可能會影響到你的心臟、血管或是其他地方，但是鼻噴劑的類固醇只會作用在局部的鼻黏膜上，不會影響到其他的地方，因為含量過少，故不會吸進肺裡。現在市面上的鼻噴劑，不論長期使用或短期使用都不太會有副作用，基本上不用擔心。

至於為什麼要用類固醇呢？因為比起抗組織胺，類固醇能有效地阻斷免疫球蛋白IgE所造成的免疫和過敏反應，它的效果更顯著、更全面。

★ 嚴重的過敏症狀處理

當小孩子的症狀越來越嚴重時，一般還是建議儘速就醫。雖然有些父母不希望孩子們從小就開始吃藥，但是當症狀發作，小孩已經非常不舒服時，還不讓他接受治療並吃藥舒緩病情，只會讓小孩子更不舒服不是嗎？至於治療方式究竟是用藥還是開刀，則應由專業醫師來決定。

通常年齡太小的孩子我們並不建議進行手術，一般來説都會等到小學五、六年級（大約十一、十二歲）再進行為佳，因器官構造慢慢成熟，發育趨近於完整。若是還在發育中的小朋友則透過藥物控制，並輔以生活習慣、飲食去調理。

★ 過敏引發氣喘時就要這麼做

我們前面提過氣喘就是慢性的呼吸道發炎，由於呼吸道狹窄導致呼吸困難，同時伴隨著咳嗽和胸悶等症狀。所以當氣喘發作，或是已經出現氣喘症狀時，千萬不要吃冰，也盡量不要吹冷氣，因為冷空氣會刺激呼吸道，使它變得更敏感，一旦呼吸道收縮變窄，氣喘情況會更加嚴重。

另外，大部分的家長都會擔心小孩無法進行過於激烈的運動。其實只要避開容易引起過敏反應的運動環境（像是通風不良的室內運動場），遵守運動前暖身，且保持規律的運動習慣，再加上父母的支持與鼓勵，孩子們的運動表現將不遜色於非氣喘兒。基本上只要氣喘症狀沒有過度嚴重，或是患有其它生理疾病（如心臟病等），適當的運動並不會造成安全上的疑慮，還可以改善部分因氣喘所引起的呼吸系統功能。

至於氣喘可以改善嗎？當然可以。只要一有症狀就應趕快就醫，不要等到情況嚴重時才想到醫生，這時藥物也可能失去效用。曾有病人因為氣喘發作，沒有及時用藥，發病當時又沒發現並加以處理，導致無法挽回的悲劇。

3招減敏法運動
訓練「順暢呼吸力」，
提高「過敏適應力」！

抗敏戰略3

3招減敏法運動訓練「順暢呼吸力」，提高「過敏適應力」！

鼻過敏除了跟我們身體的免疫反應息息相關外，也與我們身體的自律神經系統有關。我們的鼻黏膜有自然的「鼻循環」，也就是我們的鼻黏膜會自然的充血或消退。在鼻過敏的病人身上，可以發現腫脹的下鼻甲黏膜，所以許多患者會因為覺得鼻子被塞住了，就想要張開嘴巴呼吸，但這是不對的！有些患者會說：「我覺得用嘴巴呼吸比較舒服啊！為什麼一定要用鼻子呼吸？」因為鼻子除了可以防止有害物質、過敏原或是細菌經由呼吸侵入身體，也能使得冷空氣變得溫暖；比起嘴巴能吸進的氧氣量，鼻子所進行的深呼吸將能獲取更充足的氧氣。

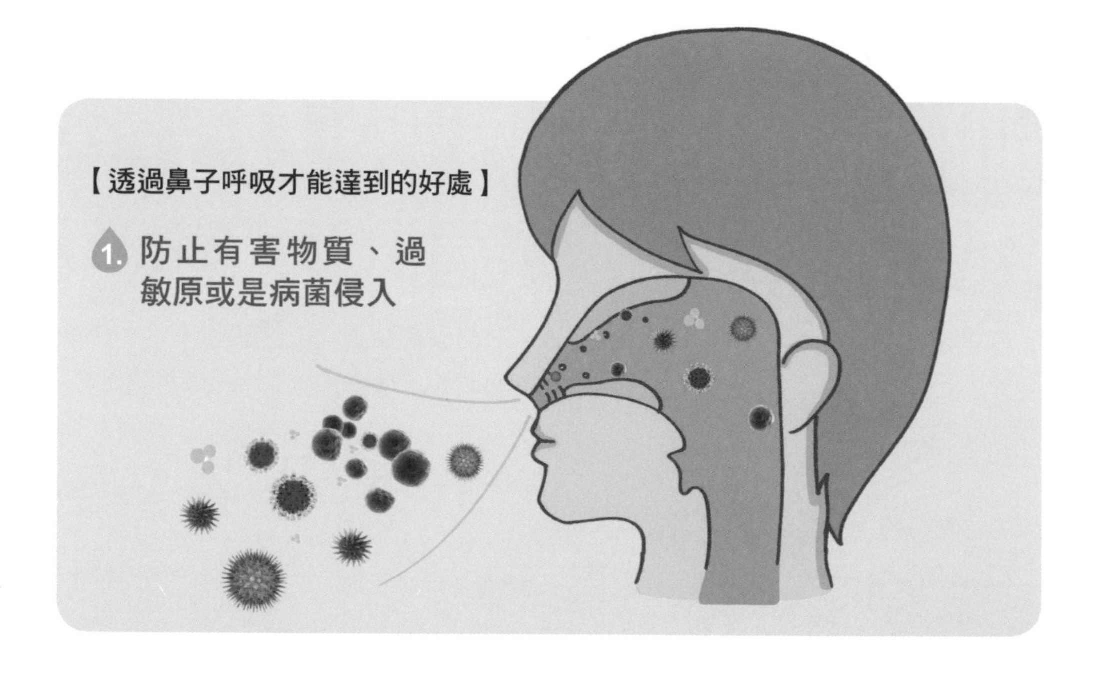

若長期使用口呼吸不使用鼻子，除了會破壞正常的鼻子生理循環，也會擾亂自律神經，使得症狀加劇。

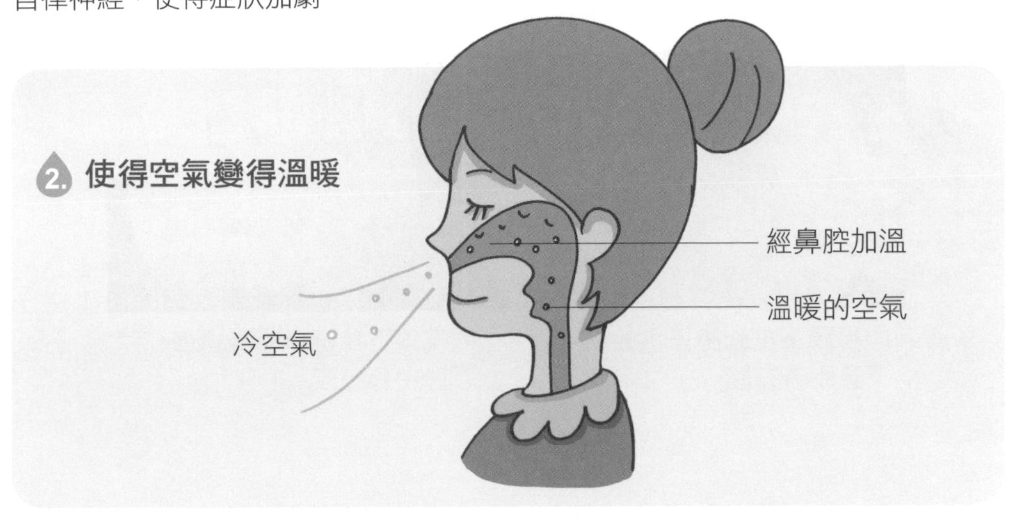

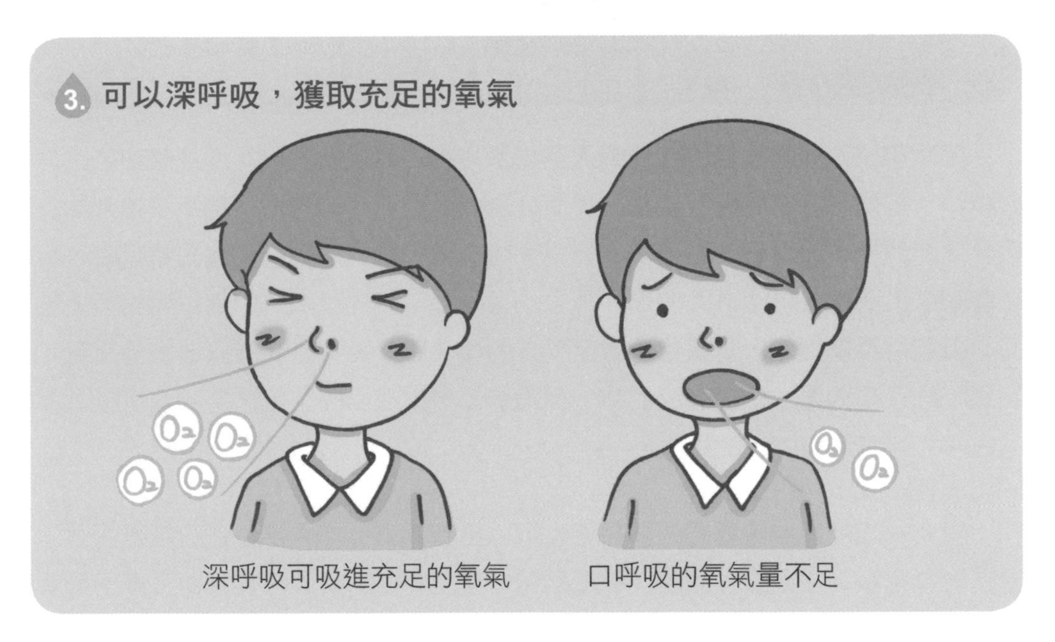

所以我們可以透過腹式呼吸和鼻呼吸的訓練來調整人體的自律神經系統，使其達到平衡的狀態，同時改變用嘴巴呼吸的習慣，恢復成最原始、最平常的鼻呼吸。

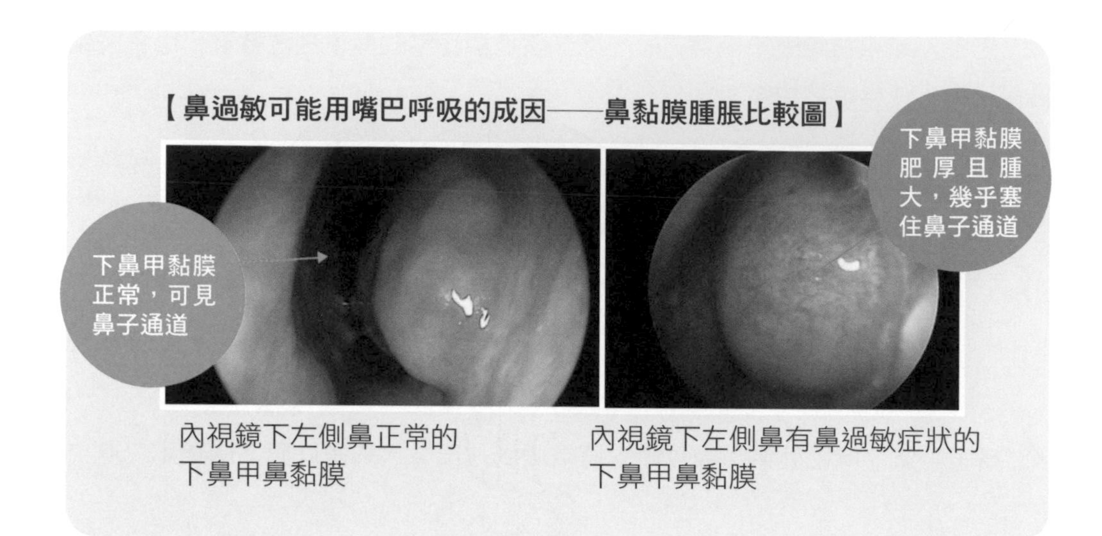

內視鏡下左側鼻正常的下鼻甲鼻黏膜

內視鏡下左側鼻有鼻過敏症狀的下鼻甲鼻黏膜

第1招：減敏法腹式呼吸運動—增強你的肺活量，就算過敏鼻塞，也能順暢呼吸！

簡單來說，呼吸的目的在於吸入空氣及排出二氧化碳，以促進身體功能正常的運轉。但是不正確的呼吸姿勢，反而會造成身體更大的負擔，也無法達到休息與保健的效果。而呼吸法可分為「胸式呼吸」與「腹式呼吸」：胸式呼吸時，吸氣時胸腔上下起伏，空氣大多進入肺臟的上半部；腹式呼吸時，放鬆肩膀與上胸部，吸氣時腹部膨起，會讓位於肺部下方的橫隔膜下降，使肺的底部大量充氣，吐氣時肚子往內縮，使橫隔膜上升，壓縮肺部擠出裡面的空氣，這種使用橫隔膜的呼吸法可給肺部充足的氧氣。

腹式呼吸的動作讓我們的呼吸更輕鬆、更有效率，提供呼吸道的基礎保健，尤其對鼻過敏、肺氣腫、氣喘、肺纖維化，甚至肺癌的病人都有幫助。鼻子是我們上呼吸道的大門，因此訓練腹式呼吸之後，再接著訓練鼻呼吸，這樣會讓鼻過敏的症狀減輕許多。而運動時因身體常較急迫的需要氧氣，所以做腹式呼吸也能增加運動的耐受性、促進呼吸順暢。

一般人平常最常使用的呼吸法為「胸式呼吸」，只有少數人會使用「腹式呼吸」。因此，這裡將以分解步驟教學的方式，告訴你如何躺著練習、站著練習與坐著練習腹式呼吸。

在開始以前，請謹記練習腹式呼吸的五大原則：

1. 不管是用躺著、站著、坐著，無論哪一種方式，都可以先呼一口氣，然後開始。
2. 練習腹式呼吸的重點，就是希望能放慢呼吸頻率，延長呼氣、吐氣時間，因此練習時記得放慢速度，讓吸吐呼時間都能維持四秒鐘左右。
3. 鼻子吸氣、嘴巴吐氣。吸氣時，將氣吸到丹田，大約是肚臍下兩指處；吐氣時，要稍微有點用力的去吐，但不要太用力。
4. 一次練習五分鐘。
5. 剛吃飽飯後，練習腹式呼吸可能會增加腹壓，若覺得不適，則可避開這段時間練習。

一切就緒，就開始實際練習吧！

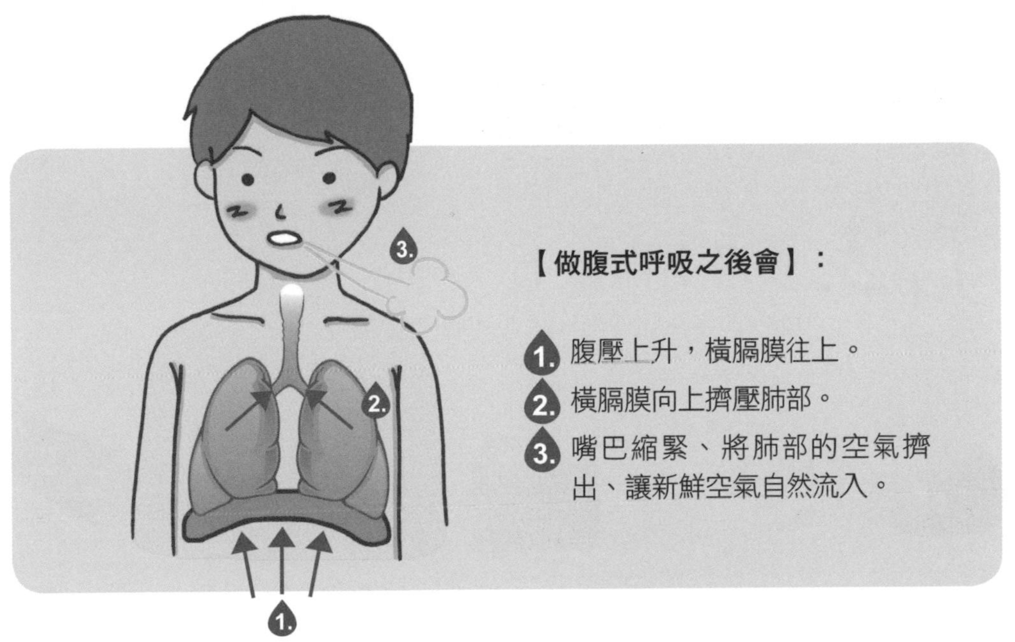

★ 第1招：減敏法腹式呼吸運動──增強你的肺活量，就算過敏鼻塞，也能順暢呼吸！

躺著訓練減敏法 腹式呼吸運動

前面提過，若長期使用口呼吸不使用鼻子，則會破壞正常的鼻子生理循環以及擾亂自律神經，透過腹式呼吸，我們可以調整體內的自律神經系統，讓它達到平衡的狀態。多數女性平日採取胸式呼吸，但平躺時卻有可能採取腹式呼吸。也就是說，身體在躺著的狀態下較容易學習腹式呼吸。因此，我們不妨就從躺著開始練習吧！

躺著腹式 Step 1. 身體平躺，雙腿放鬆

這個姿勢需要仰躺，在瑜珈墊上或是較硬的床墊都可以。

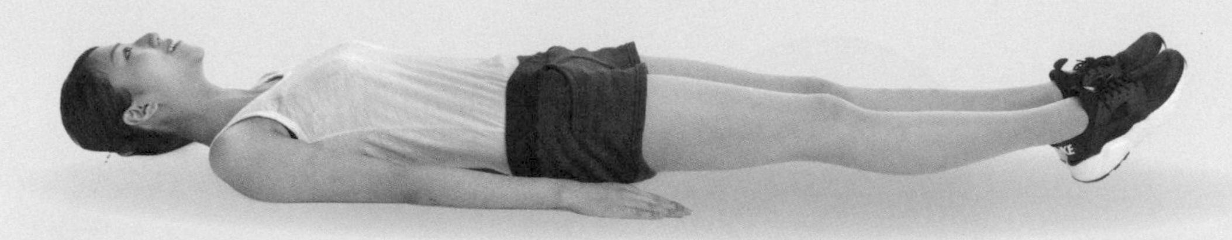

躺著腹式 Step 2. 放書本在身上

放一本書在肚子上，第二本書放在胸膛上。

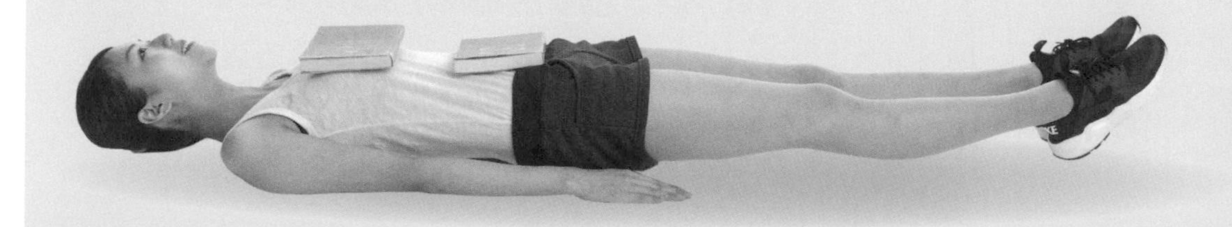

躺著腹式

Step 3. 腹部緩緩升起

然後從鼻子緩緩吸氣，感覺腹部的書本緩緩升起，
接著稍微憋氣。

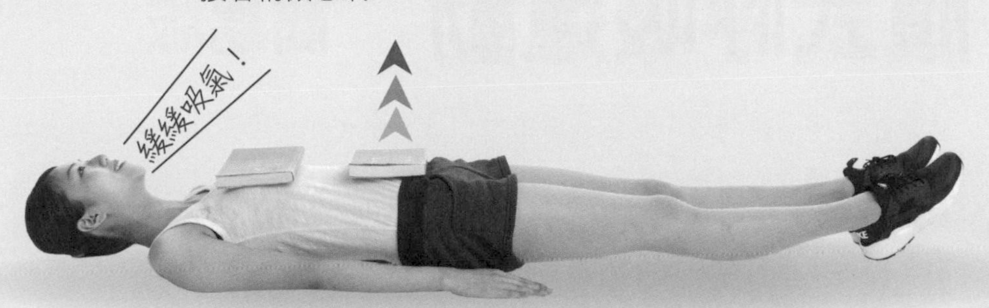

躺著腹式

Step 4. 腹部緩緩下降

緩緩地用嘴巴將氣吐出，感覺肚子上的書本慢慢下降。

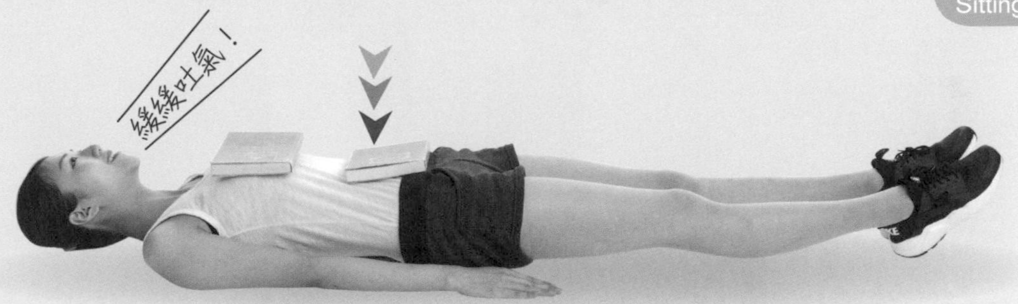

小提醒

如果進行的過程中，發現胸部的書本也會升高，那表示你正在使用的是胸腹式呼吸，也無不可，只要注意腹部的書本在吸氣時隆起、吐氣時落下即可。

簡易版

★ 第1招：減敏法腹式呼吸運動──增強你的肺活量，就算過敏鼻塞，也能順暢呼吸！

站著訓練減敏法
腹式呼吸運動──簡易版

若是不方便躺著的話，其實站著也可以練習腹式呼吸！訓練腹式呼吸將有助於調整我們體內的自律神經系統，讓它達到平衡的狀態。站著練習腹式呼吸的方式有兩種，若還不是很習慣用鼻子呼吸，可以先練習簡易版的站著訓練腹式呼吸，如果已經非常熟悉簡易版的呼吸方式，則可以朝高階版邁進；高階版的動作能夠幫助你將肺部的氣體完全排空，充分實現肺部內氣體交換的功能。我們從最基本的介紹起，然後一點一點地向下進階吧！

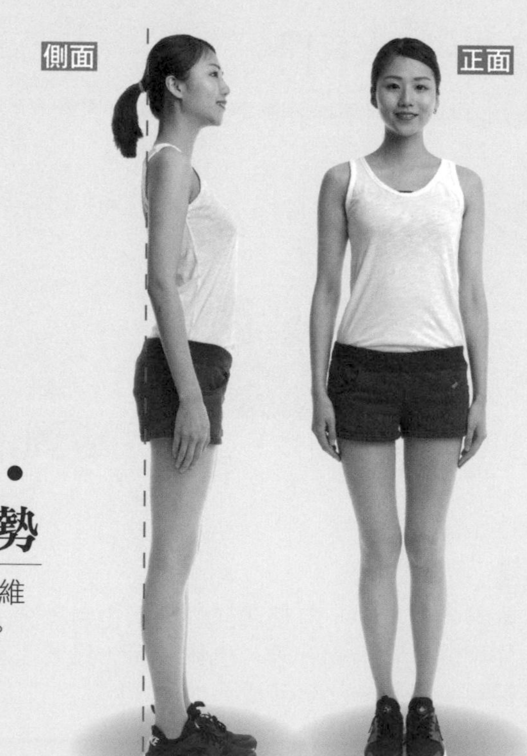

站著簡易
Step 1.
站立姿勢

身體放鬆，維持站立姿勢。

站著簡易
Step2.
雙掌朝上舉起

雙掌朝上，手臂由下往上舉起，並在此時慢慢吸氣。

側面 正面

緩緩吸氣！

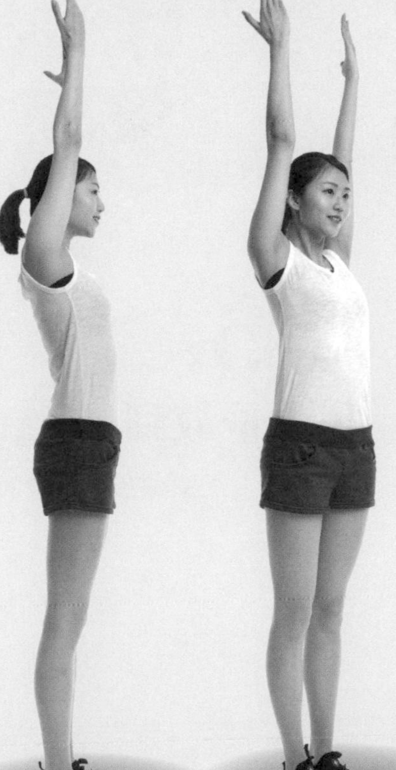

站著簡易
Step3.
手臂抬到最高點

吸氣時隨著手臂抬到最高點後停止。

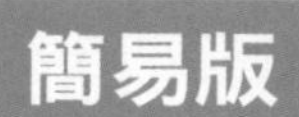

簡易版

站著簡易

Step4.

手臂慢慢放下

手掌朝下同時順勢將手臂放下，並且跟著慢慢吐氣。

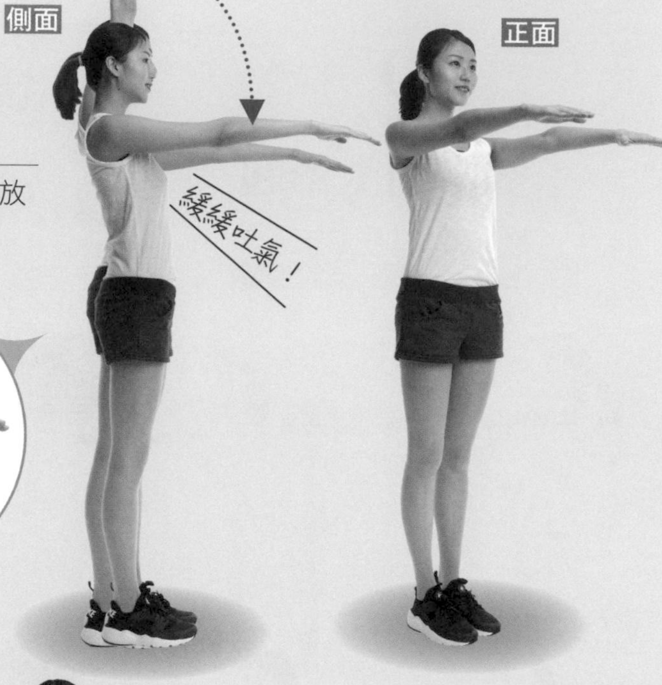

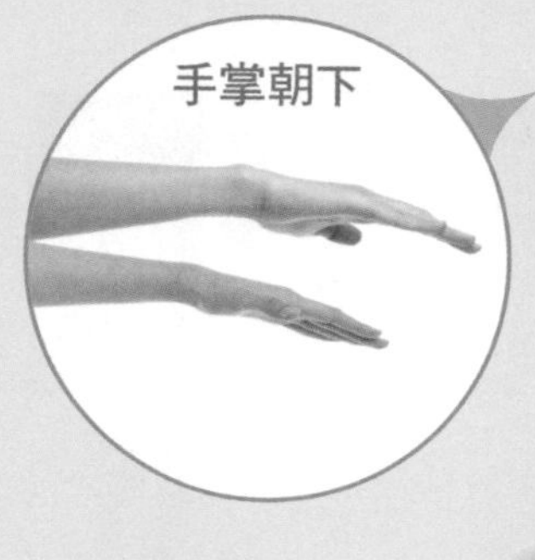

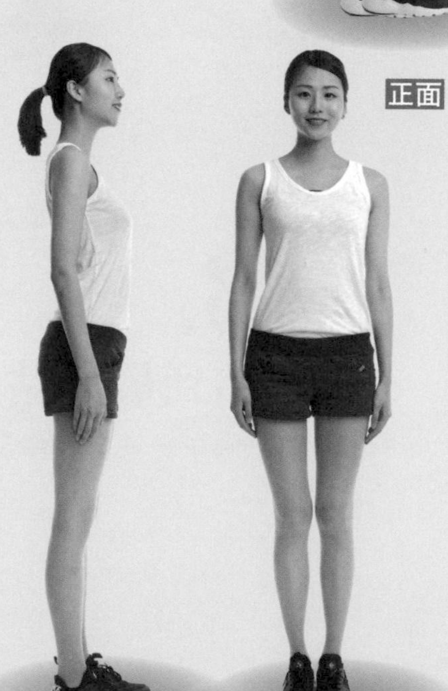

站著簡易

Step5.

雙手垂放到底

一直吐氣，直到最後雙手垂放到底為止。

站著訓練減敏法腹式呼吸運動——簡易版 總複習

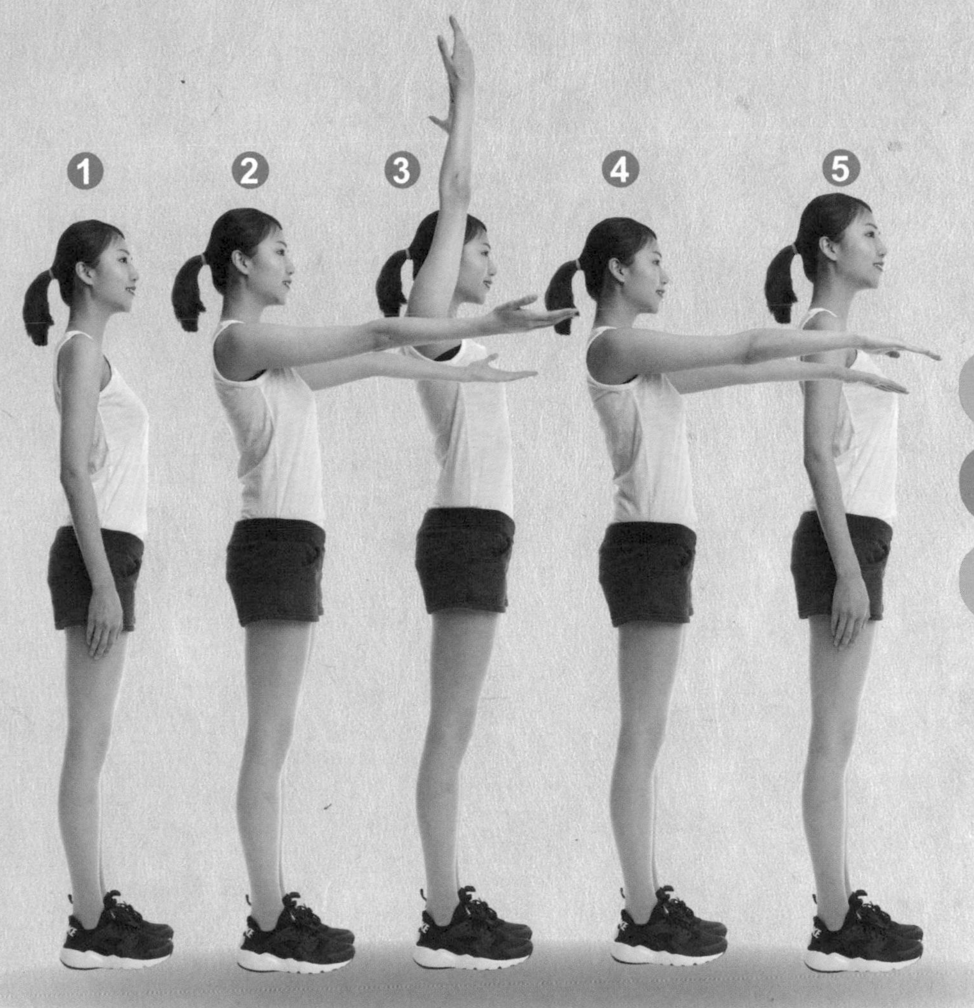

如果長期不去使用鼻子進行呼吸的話，會破壞正常的鼻子生理循環，也會擾亂自律神經；一起來訓練腹式呼吸，調整我們體內的自律神經系統，讓它達到平衡的狀態。

高階版

★ 第1招：減敏法腹式呼吸運動──增強你的肺活量，就算過敏鼻塞，也能順暢呼吸！

站著訓練減敏法
腹式呼吸運動──高階版

當你不再覺得簡易版站著腹式呼吸有任何困難的地方時，代表你已經漸漸習慣了站著也可以使用腹式呼吸。這時為了加強呼吸肌肉的訓練效果，我們特別增加了高階版的腹式呼吸運動。它延長了吐氣時間，使肺部的氣體能夠充分排空，矯正無效的呼吸型態，增強肺部氣體交換的功能；也可以減輕焦慮，控制呼吸困難。

站著高階 Step 1. 站立姿勢

身體放鬆，維持站立姿勢。

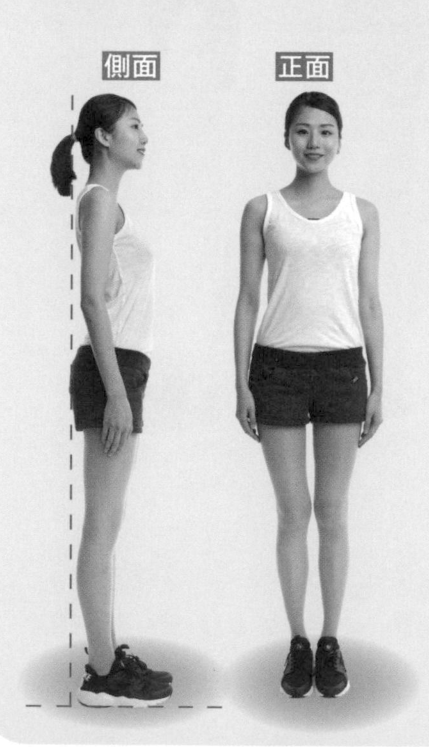

站著高階 Step 2. 雙掌朝上舉起

雙掌朝上，手臂由下往上舉起，並在此時慢慢吸氣。

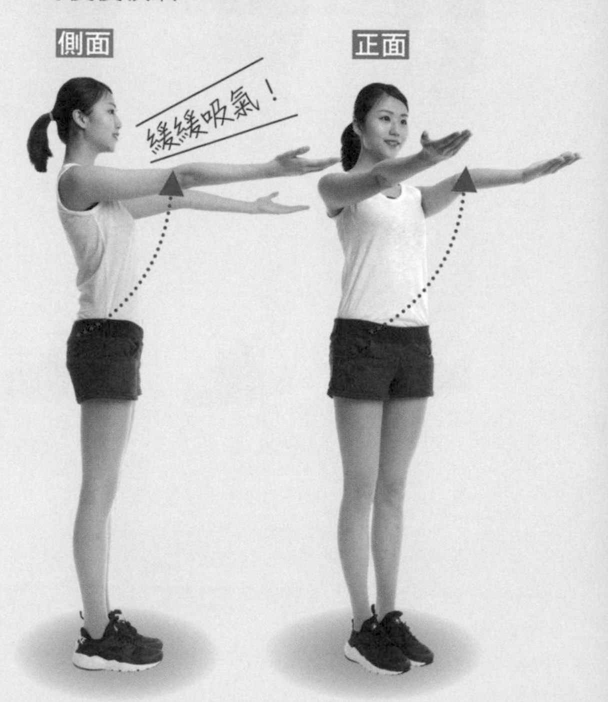

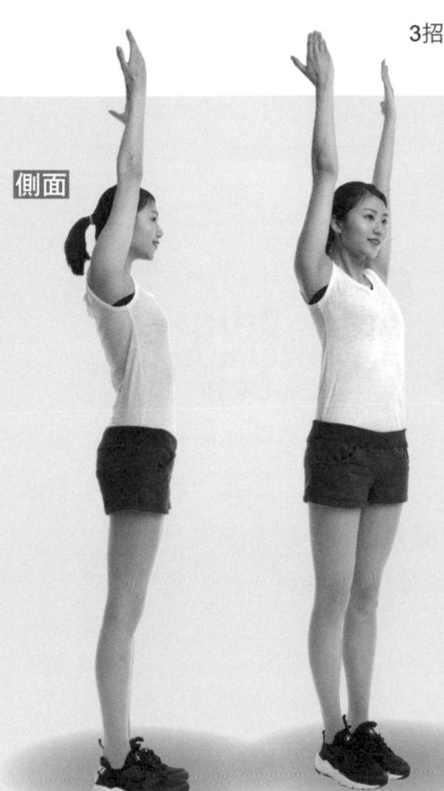

站著高階

Step3.

手臂抬到最高點

吸氣時隨著手臂抬到最高點後停止。

手掌朝下

側面

正面

緩緩吐氣！

站著高階

Step4.

手臂慢慢放下

手掌朝下同時順勢將手臂放下，並且跟著慢慢吐氣。

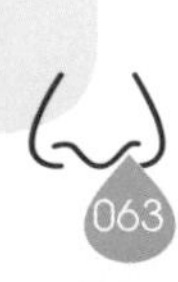

高階版

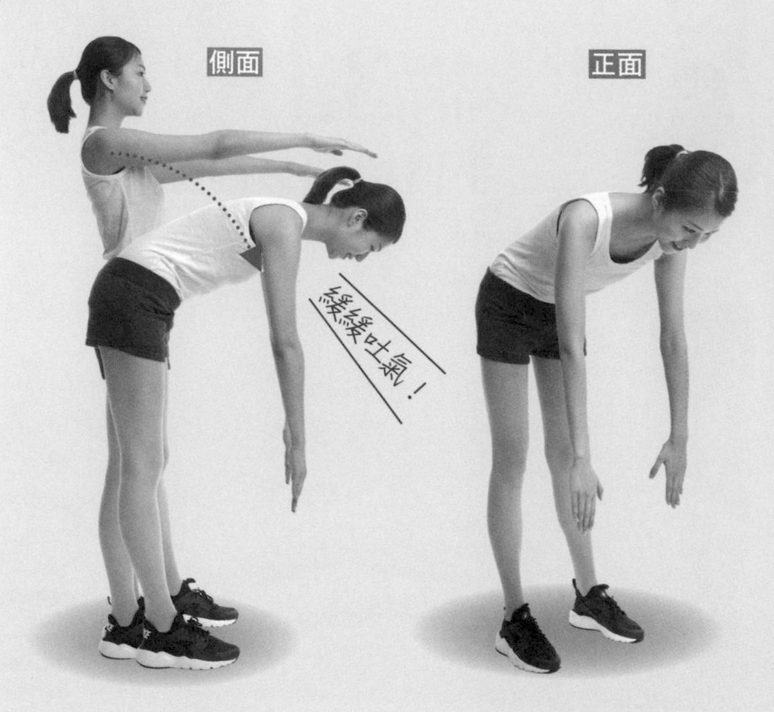

站著高階
Step5. 身體彎腰

持續吐氣，雙手順勢放下的同時，身體也跟著彎腰，緩緩前傾。

站著高階
Step6. 雙手手臂往上抬

彎腰到底後，雙手手臂繼續往上抬，到最高點時停止吐氣。

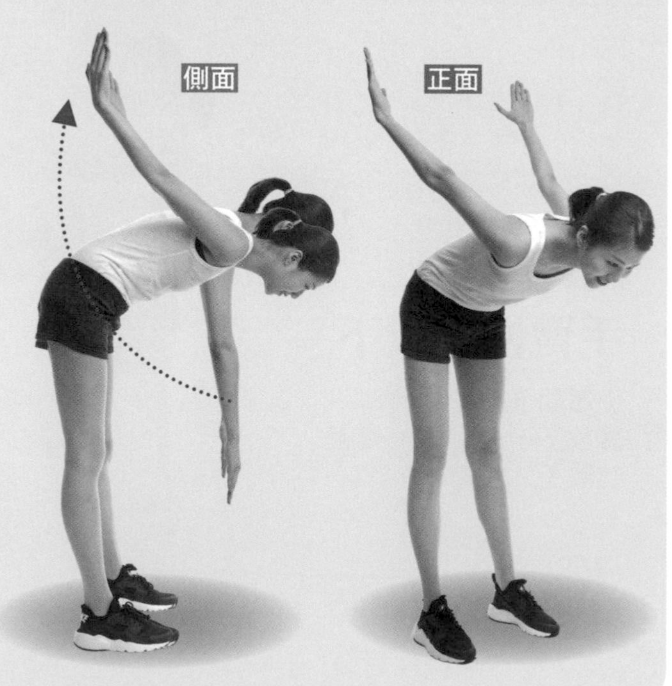

站著訓練減敏法腹式呼吸運動——高階版 總複習

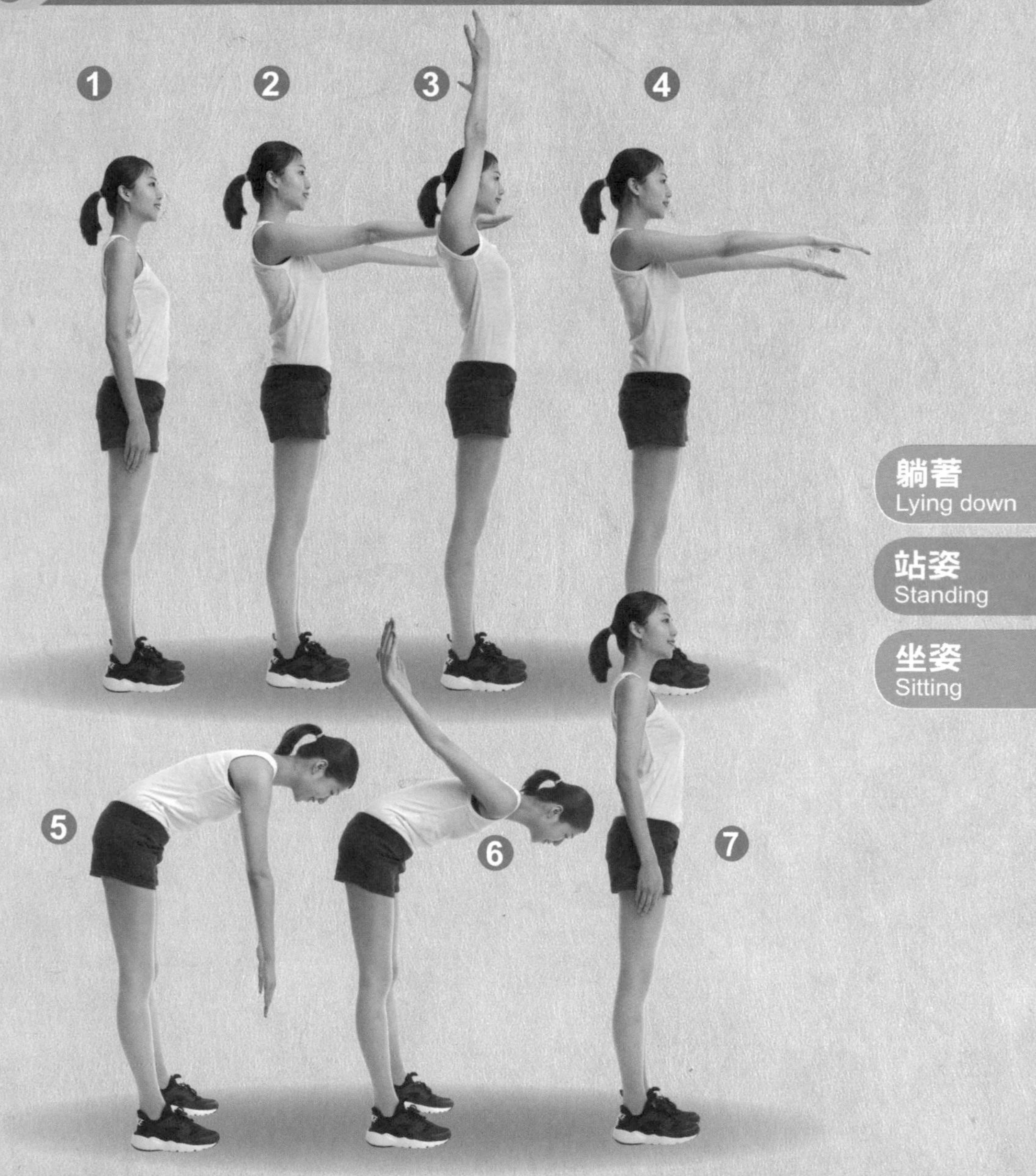

高階版的腹式呼吸運動不僅能矯正無效的呼吸型態，增強肺部氣體交換的功能，也可以減輕焦慮，控制呼吸困難。讓我們一起來訓練高階版的腹式呼吸運動，調整體內的自律神經系統，並同時加強呼吸肌肉的訓練效果。

高階版

★ 第1招：減敏法腹式呼吸運動──增強你的肺活量，就算過敏鼻塞，也能順暢呼吸！

坐著訓練減敏法
腹式呼吸運動

假使站著不容易練習的話，也可以找張椅子坐下來練習腹式呼吸。訓練腹式呼吸將有助於調整我們體內的自律神經系統，讓它達到平衡的狀態。坐著練習腹式呼吸對於必須整天坐著的上班族而言，更方便一邊上班一邊練習。步驟如下，一步一步試試看吧！

坐著腹式 Step 1. 坐姿

先讓自己輕鬆坐在椅子上。有椅背的沙發也可以。

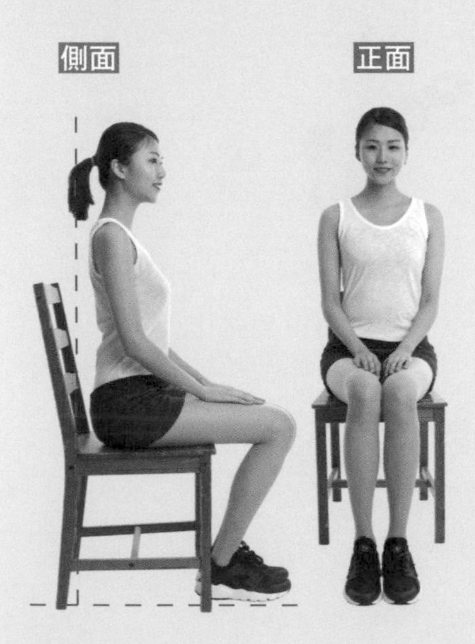

坐著腹式 Step 2. 手放肚上，慢慢吸氣

輕輕將手放在肚子上，大約上腹部的位置，吸一口氣，記得要慢慢的吸，不要太過急促，把氣吸到丹田而不是肺裡面。

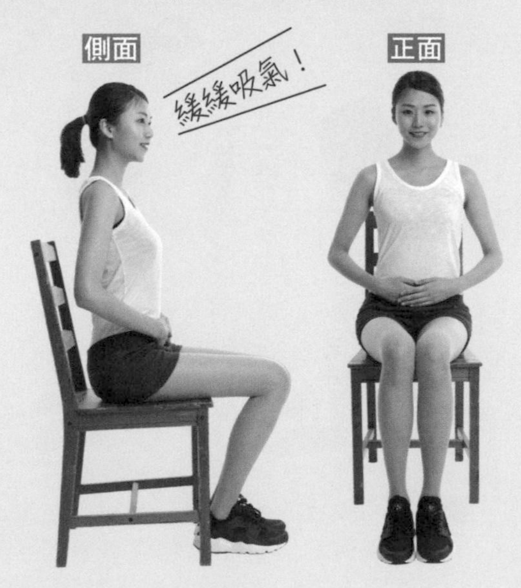

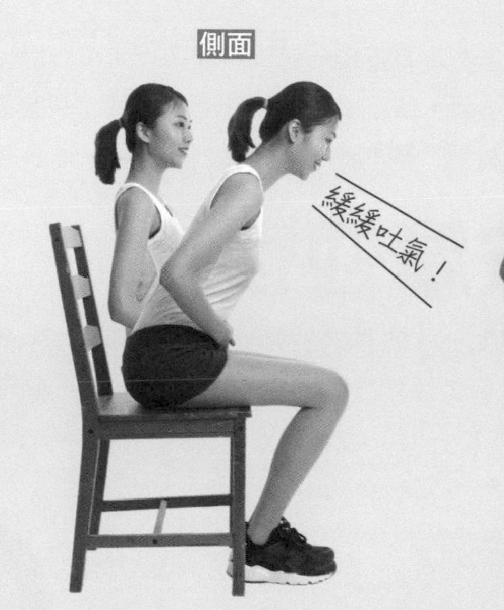

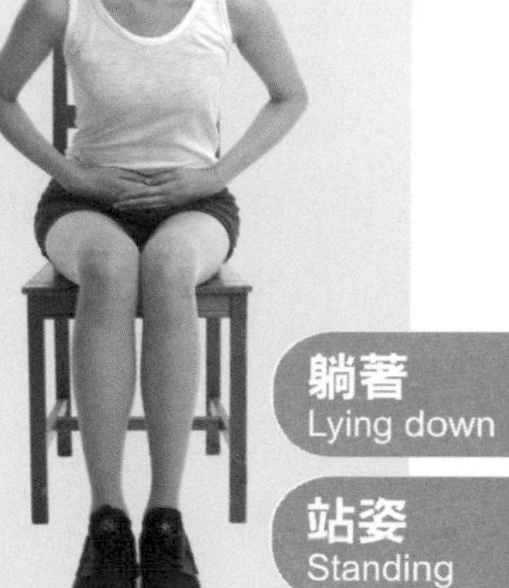

坐著腹式

Step3. 身體前傾

彎腰，身體前傾，同時順勢慢慢用嘴巴吐氣。

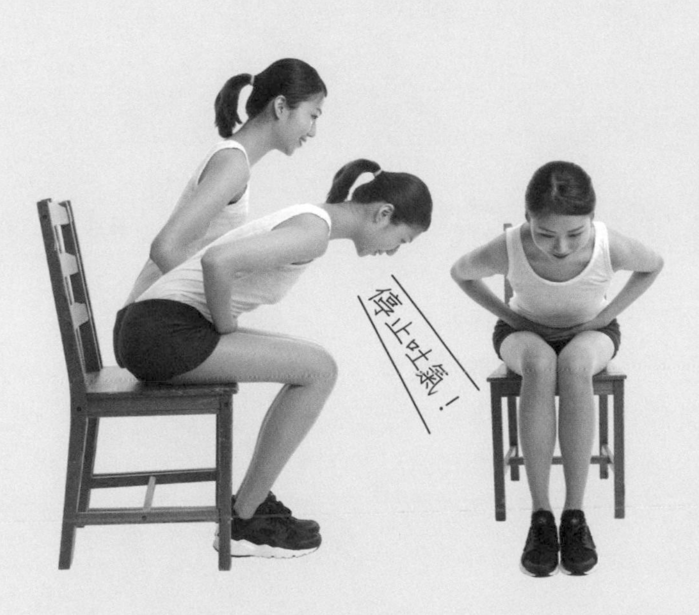

坐著腹式

Step4. 手壓腹部吐氣

可用手稍微往腹部裡面壓以協助吐氣，待彎腰到底以後，停止吐氣。

第2招：減敏法鼻舒緩按摩──簡簡單單緩和你的鼻過敏不適感！

在此提供三式按壓穴位的小撇步，儘管穴道按摩並不像針灸和中藥有治療上的認證，在醫學上雖然沒有直接的科學證據顯示其可以增加免疫力或整治鼻炎，但根據中醫的經驗法則，此三式確實可舒緩鼻過敏症狀的不適，且按壓穴道的方法非常簡單、容易上手，隨時隨地都能做，提供給大家參考。

第1式 按摩迎香穴

在中醫的角度上，「迎香穴」對一些呼吸道症狀有一定的預防作用，可以增強抵抗力，降低鼻炎發作機率。迎香穴位於鼻翼外緣的法令紋處（大約是鼻翼旁溝紋的中點處）。按摩時，以雙手食指指尖，按壓穴道5秒鐘，休息5秒鐘，後再左右按揉各5分鐘，每日早、晚各一次。

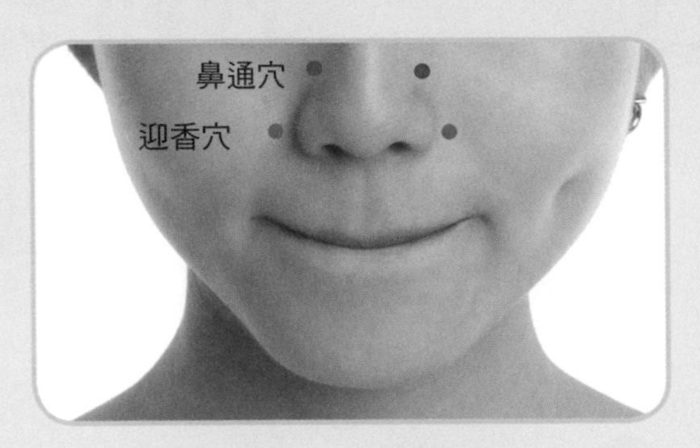

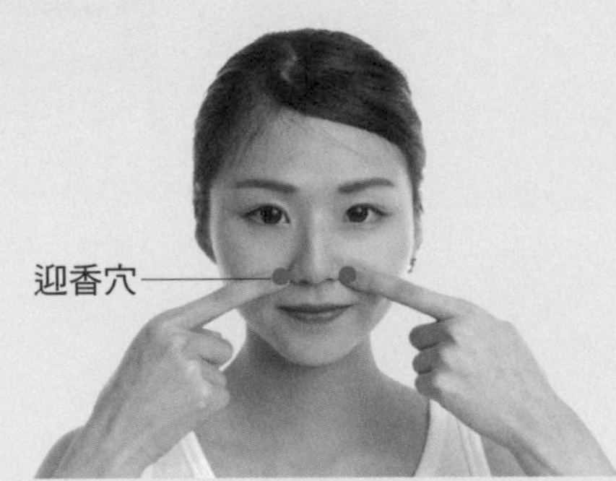

第2式 按摩鼻通穴

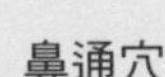

同樣的，「鼻通穴」也對一些呼吸道症狀有一定的預防作用，可以增強抵抗力，降低鼻炎發作機率。迎香穴沿著鼻翼外緣往上移動，鼻通穴就位於和鼻軟骨的交界點，按到鼻通穴時約停留1秒鐘放手，按到略有痠脹的感覺。每次按揉穴道10秒鐘便需休息5秒鐘，按揉共需5分鐘，每日早、晚各一次。

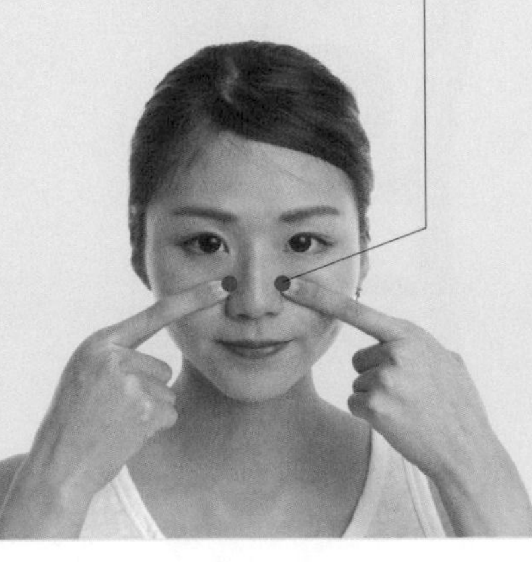

第3式 按摩合谷穴

除了鼻子附近的迎香穴和鼻通穴，手上的「合谷穴」也可以增強抵抗力，降低鼻炎發作機率。合谷穴位於兩手手背虎口處，按摩時可以另一手的大拇指尖按壓，須注意因合谷穴的經絡是通往對側鼻翼，故左鼻塞要指壓右合谷，右鼻塞要按壓左合谷，就是中醫所說的「左病治右，右病治左」。按揉穴道10秒鐘後，休息5秒鐘，共需按揉約5分鐘，每日早、晚各一次。

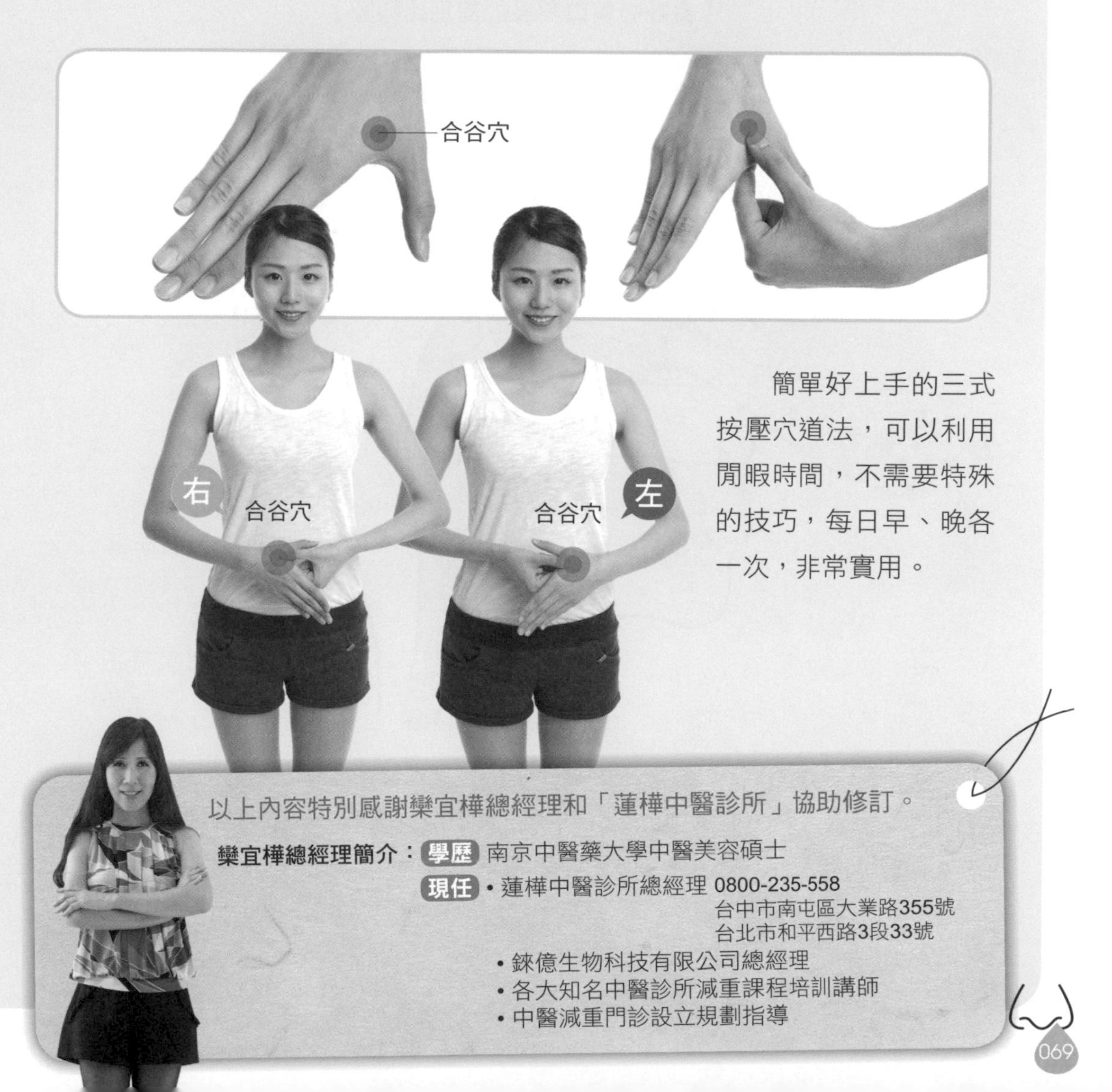

簡單好上手的三式按壓穴道法，可以利用閒暇時間，不需要特殊的技巧，每日早、晚各一次，非常實用。

以上內容特別感謝欒宜樺總經理和「蓮樺中醫診所」協助修訂。

欒宜樺總經理簡介： **學歷** 南京中醫藥大學中醫美容碩士

現任 • 蓮樺中醫診所總經理 0800-235-558
台中市南屯區大業路355號
台北市和平西路3段33號
• 鋉億生物科技有限公司總經理
• 各大知名中醫診所減重課程培訓講師
• 中醫減重門診設立規劃指導

第3招：減敏法鼻呼吸自主訓練──反覆練習習慣鼻呼吸、拒絕口呼吸細菌入侵！

前面所教的腹式呼吸，你都學會也習慣了嗎？緊接著再來訓練鼻呼吸，加速減輕你的鼻過敏症狀。有些患者會問：「都已經鼻塞了，卻還硬要用鼻子呼吸，這樣沒關係嗎？」其實，用鼻子呼吸是一件很平常的事情，所以當然沒關係啦！

【鼻呼吸與口呼吸的差別比較圖】

鼻呼吸

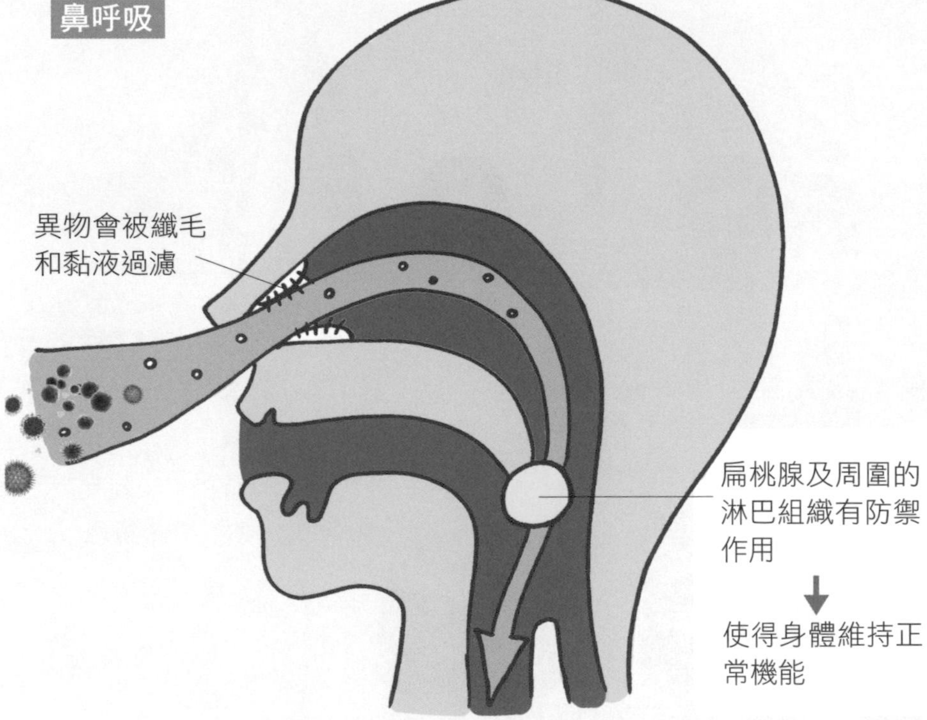

異物會被纖毛和黏液過濾

扁桃腺及周圍的淋巴組織有防禦作用

↓

使得身體維持正常機能

吸入人體的空氣中，含有許多有害物質及病菌，經由鼻黏膜的纖毛以及黏液清潔濾淨，之後再進入上呼吸道、氣管而至肺部，為正常的身體反應。

我們前面提過，鼻子的鼻循環與氧氣息息相關，若長期使用口呼吸不使用鼻子，則會破壞正常的鼻子生理循環以及擾亂自律神經，使得症狀加劇。而且，鼻子的生理構造就是為了「呼吸」這項生理功能而設計，因此在鼻子裡面有很多在顯微鏡下才看得到的纖毛，它們需要氧氣的刺激，其生理功能才會良好。

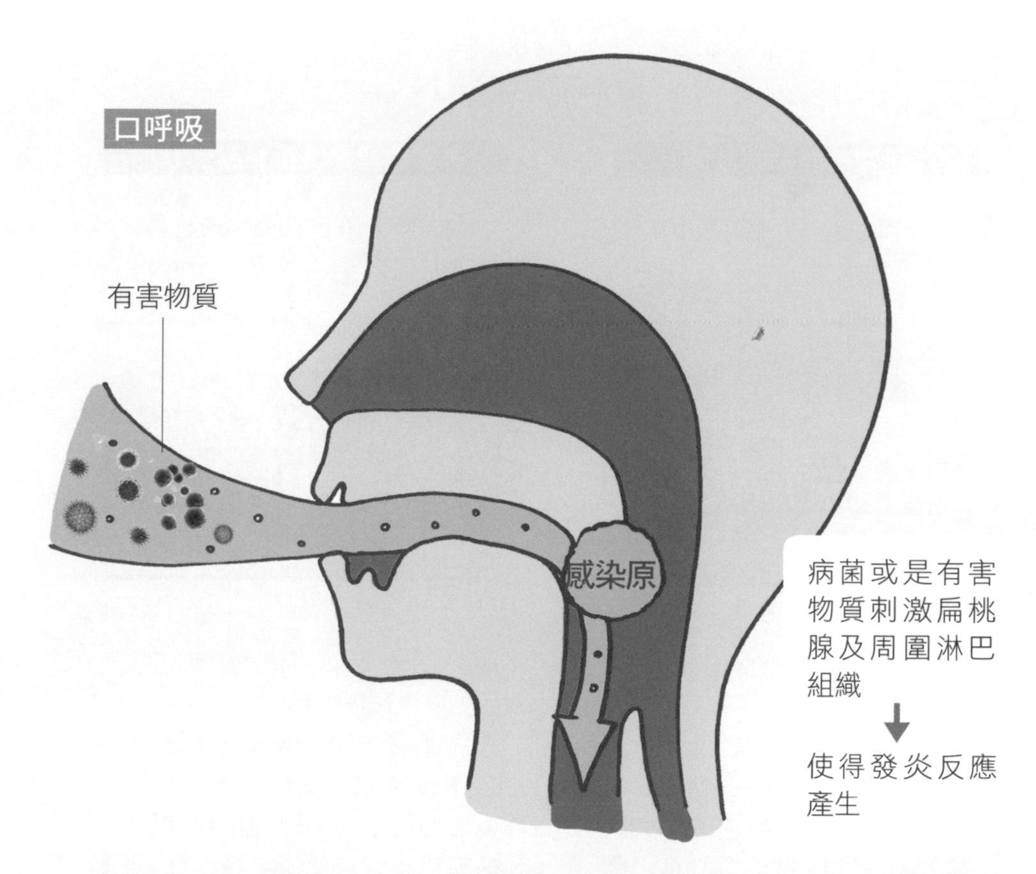

外界的有害物質或是病菌，未經鼻腔的濾淨、空氣未加溫，直接刺激咽喉部的許多淋巴組織。有研究發現，這樣的狀況下可能會使得這些淋巴組織產生發炎反應，進而產生其他疾病。

當鼻子進行吸氣和吐氣的呼吸活動時，高濃度的氧氣會經過纖毛，使纖毛正常地擺動，分泌物才不會一直積在鼻子裡面。所以，無論鼻子有多塞，都別忘了要用鼻子呼吸，因為如果一直用嘴巴呼吸，沒有用到鼻子，鼻內纖毛的生理反應就會越來越差，你的鼻子也就越來越不舒服，這不就形成一種惡性循環了嗎？

【纖毛狀態比較圖】

正常的鼻黏膜狀態

灰塵等物質可藉由纖毛擺動從鼻孔離開

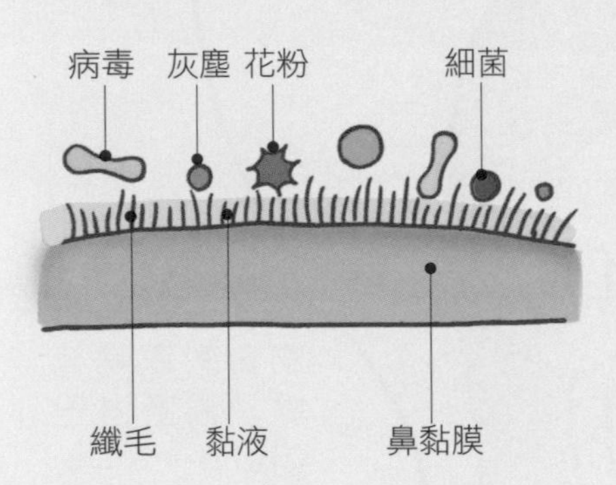

鼻黏膜的表面有非常微細的纖毛，而鼻黏膜也會分泌黏液。灰塵、花粉、病毒、細菌等等會附在黏液上，藉由纖毛擺動排出體外。

鼻過敏發作時鼻黏膜的狀態

纖毛無法擺動，灰塵等因此卡住留在鼻黏膜上

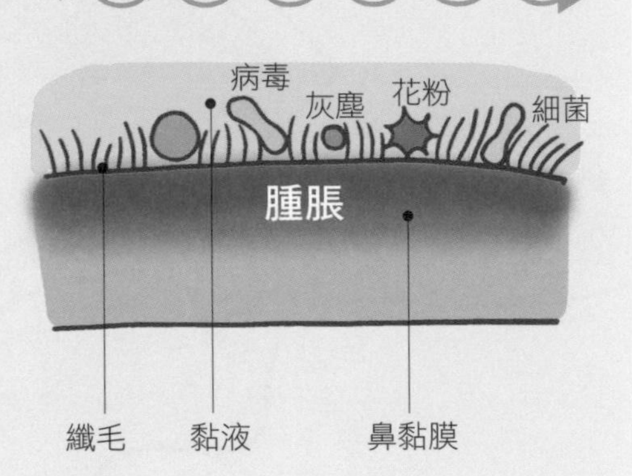

當過敏發作時，鼻黏膜腫脹、黏液分泌增加。此時，流鼻水、打噴嚏等等的症狀就會容易產生。黏膜也會變得乾燥，纖毛的運動變差，在這樣的狀況下，黏液排出不順，因而過敏原容易刺激鼻黏膜且容易產生感染。

接下來患者可能就會抱怨了：「醫生，你要我用鼻子呼吸，可是我現在鼻塞，那到底要怎麼呼吸？」其實，鼻塞時也一樣可以用鼻子呼吸的，關鍵在於「減量呼吸」。減量呼吸是什麼意思？舉例來說，正常狀況下，鼻子的通道就像是有四線道的大馬路，而鼻塞時的狀況則是縮減為二線道，因此，就算呼吸時較不順暢，但還是可以呼吸。也就是說，雖然鼻塞時呼吸的「量」比較少，但只要堅持使用鼻子呼吸，還是能夠達到呼吸的效果，鼻內的纖毛也能夠維持良好的生理功能。

另一個方案是「延長呼吸的時間」，也就是「慢慢吸、慢慢吐」，呼氣完後不要急著吸氣。除此之外，呼氣和吸氣時記得把舌頭頂到上顎，這是為了提醒你將嘴巴閉起來，不要讓氣從嘴巴跑出去。當你舌頭用力往上顎頂時，不需刻意吸氣，幾秒鐘後就會覺得自己胸口氣夠了，再開始用鼻子慢慢、長長地呼氣。總之，盡量做到用鼻子呼吸，才是最好的選擇！這邊教大家一個鼻呼吸的口訣，只有七個字：「深吸慢吐放輕鬆」，不論是剛剛說的腹式呼吸或是鼻呼吸都適用這個原則。

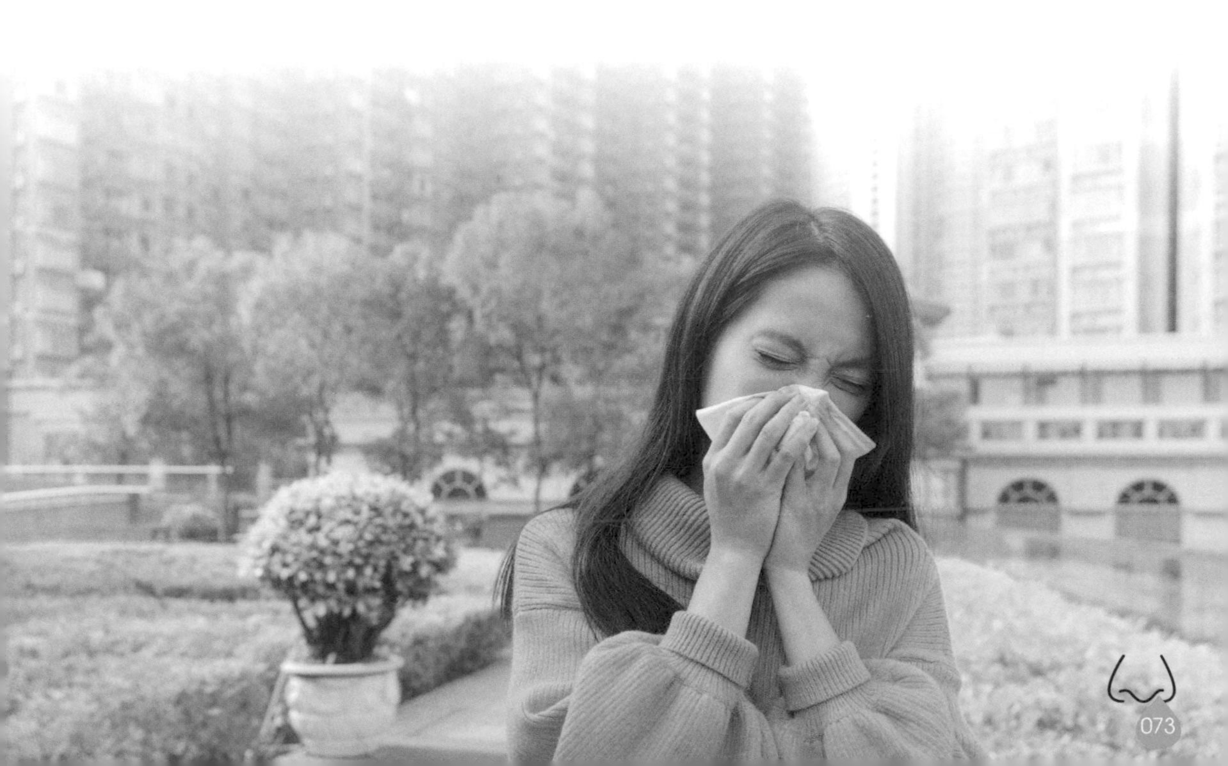

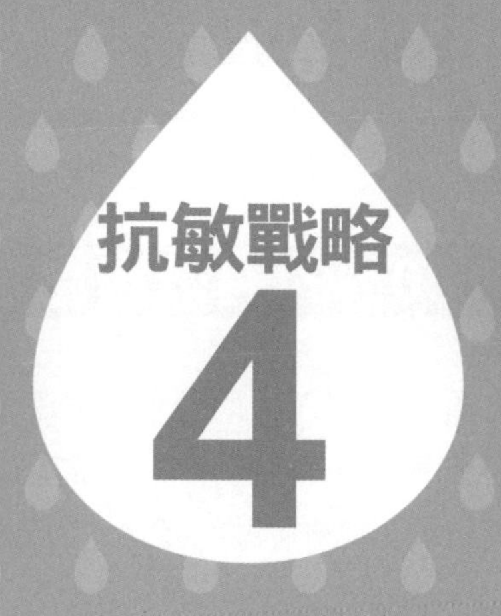

來個生活周遭大健檢吧！抗過敏4守則，體外環境一把罩！

抗敏戰略4

來個生活周遭大健檢吧！抗過敏4守則，體外環境一把罩！

很不幸地，80%的過敏會跟著你一輩子！

其實，過敏和體質有很大的關係，而體質簡單來說就是「身體最自然的狀態」。我在前面提過，體質和遺傳有關，和環境的變化也有關聯。因為變因太多，所以它很難「根治」，一般我們能做的就是「控制」病情。

我常講個比喻，如果鼻子完全通暢是一百分，那鼻子完全塞住就是十分或零分的狀態，這時醫師的治療目標就是將分數拉高到六十分；若能達到及格標準，這樣已經十分理想，但若是想進一步要求至滿分的狀態，我可以明白且老實地告訴你：「很難」。

當病患的體質本身已經具有過敏傾向，也許可以從六十分進步到七十分甚至八十分、九十分，但幾乎是不可能有辦法完全消除過敏反應達到一百分的情況。所以像過敏這種和遺傳、體質、環境都有相關性的病症，我們沒辦法透過一帖藥劑或一次手術將其斬草除根，讓你從此以後高枕無憂；我們只能將本來就有的過敏體質，控制在可以接受的範圍之內，但是我無法保證你從此以後就不會再出現過敏症狀。

我常常會希望病人能建立一種觀念：「『過敏』光靠醫師是不夠的，患者本身也需具備一定的自我保健常識和基本觀念。」這樣的體質，如果只依靠吃藥和開刀是絕對不夠的，日常生活的保養也很重要，所以接下來我們會介紹一些能夠

降低過敏機率和控制過敏的方法，希望患者們能按照以下建議著手進行，降低鼻過敏發生的機率！

把握四大退散守則，拒過敏於千里之外！

★ 退散守則1：室內環境抗過敏

根據美國免疫學會的資料顯示，家中的許多角落都可能藏有過敏原的存在，像塵蟎就有可能在我們的床墊、被套、枕頭套或地毯裡生活，所以我為大家整理了一些居家環境抗過敏的建議措施：

玄關

1. **鞋櫃**：玄關原則上就是在進門前將過敏原阻隔在外，不要將過敏原帶進屋子裡，所以進門後要先換鞋。

2. **大衣的衣架**：大衣也很常會附著戶外的一些灰塵，所以盡量避免將大衣帶進主要生活的房間內，或是在進門前可以先將大衣抖一抖，減少過敏原進入家中的可能性。

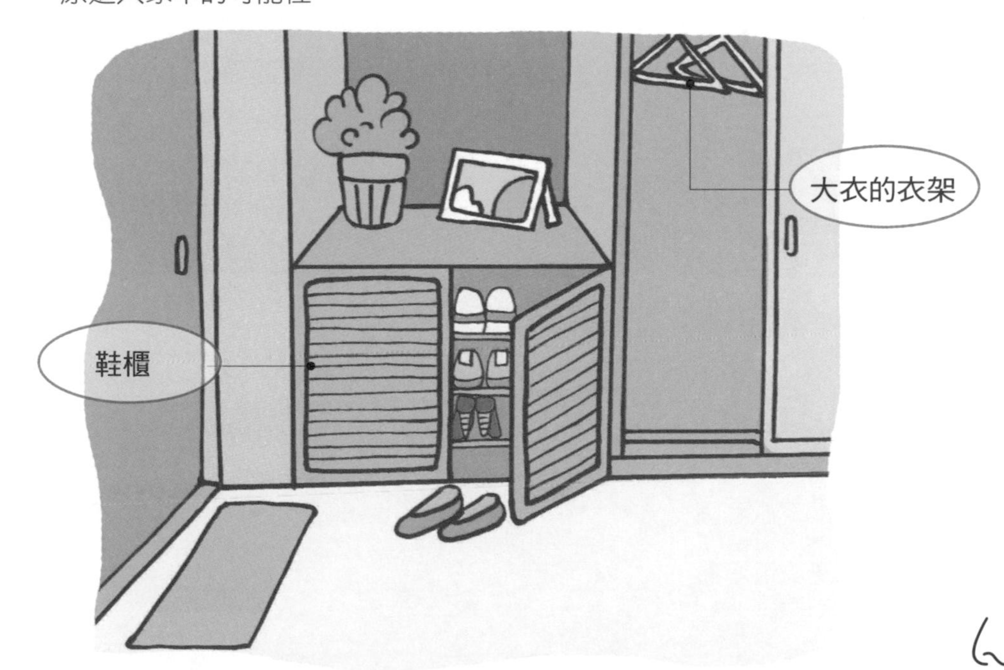

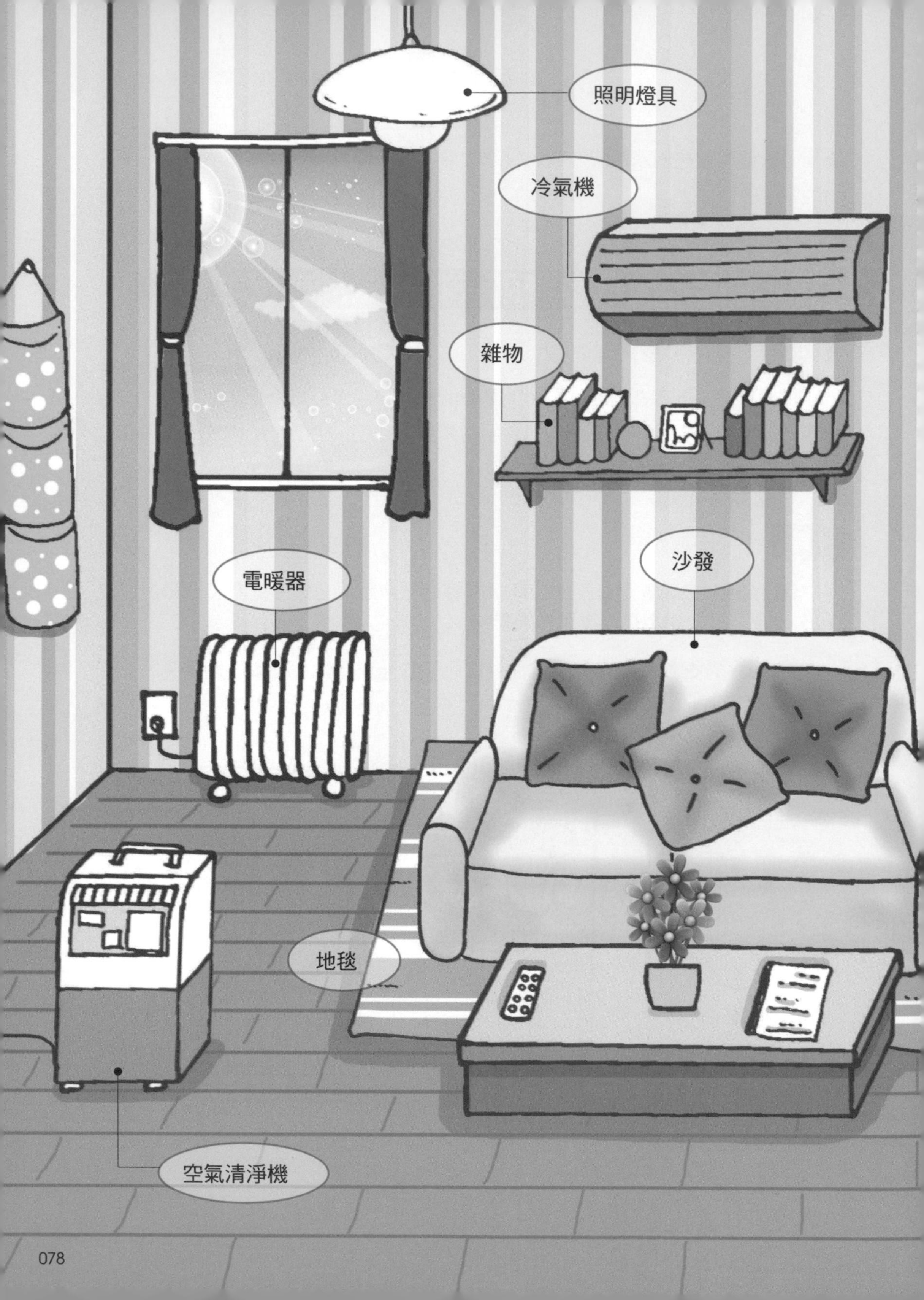
照明燈具
冷氣機
雜物
沙發
電暖器
地毯
空氣清淨機

起居室、客廳

客廳是一群人長時間所聚集的場所，也容易積聚許多過敏原！我們一項一項的列出，徹底檢查！

1. **冷氣機**：要注意冷氣機的濾網內常聚集大量的黴菌及灰塵，當冷空氣流出時，會不斷的將這些東西排出。若是經常使用冷氣機，記得要定期清洗。

2. **照明燈具**：盡量避免懸掛式的燈具，其上的燈罩容易聚集灰塵，故最好選用直接固定在天花板的燈具。另外也要注意，這些燈具的表面以及內側也容易聚集灰塵，需要定期清理。

3. **雜物**：避免置放難以清掃且易積灰塵的物品，有些家具上方常常會置放一些裝飾小物品，往往不易清潔而堆積灰塵。建議可以放在抽屜或是有門的櫃子。

4. **沙發**：沙發的布面是塵蟎的溫床，非常容易孳生塵蟎，每3週至少清洗一次。可分離的枕芯（枕套內的填充物）最好用防塵蟎的套子包覆起來且常常清潔，無法拆卸的沙發座可用吸塵器除去髒汙和皮屑。

5. **地毯**：地毯也是塵蟎孳生的溫床，在此處大量聚集的可能性很高，最好避免！除地毯本身就含有毛屑，人體也會掉落一些代謝物在上面，無論地毯是使用動物毛的材質或是人造纖維都含有空隙，使塵蟎容易潛伏其中產卵，再加上臺灣天氣潮濕又更容易孳生黴菌，進而使得過敏原增加，所以比較不建議鋪上地毯。若必須使用地毯，也請選擇短毛地毯，以方便清理。

6. **暖爐、電暖器**：請選擇不含且不使用化學物質的暖爐和電暖器，盡量避免使用煤油等老式的機種，因為燃燒時會產生化學物質，這也可能是過敏原。

7. **空氣清淨機**：市面上的空氣清淨機各有不同的主打功效，濾網的選擇就變得很重要，像「活性碳濾網」的孔洞較大，可能無法過濾塵蟎，但可以除臭。可選用具有「HEPA濾網」的空氣清淨機，它是利用外力讓空氣經由非常細密的濾網，把塵蟎、細菌這類微生物除去，這些可能的過敏原被收集進機器後，其實不太容易再飄散出來。但臺灣氣候潮濕，微生物較易繁殖，平常一定要按照產品建議定期更換濾網。

餐廳、廚房

1. **樓梯**：請使用吸塵器幫忙打掃，若是吸塵器無法打掃的區域，如樓梯與牆壁間的接縫，可使用抹布擦拭清潔。

2. **除濕機**：塵蟎最佳的生長環境就是溫度25℃～30℃且濕度60%以上的環境。因為臺灣的環境比較潮濕，除濕機主要功能是降低空間範圍內的濕度，減緩過敏者不適。但使用時，要注意不要太乾燥，對人的皮膚不好。

3. **寵物**：如果家中有過敏的人，更需要讓寵物盡量待在室外，當寵物進到室內，很容易掉落毛髮，或是產生灰塵等等之類的過敏原。另外，寵物一定要經常洗澡。

4. **地板**：家中除了應避免鋪地毯之外，可選用木質、瓷磚或其他硬質的地板，並盡可能使用拖地的方式清潔，以達到除塵的最佳效果。

5. **椅墊**：椅子上的座墊，若材質是使用皮革或是絨毛，都可能讓塵蟎藏在裡面，需定期清洗清潔。

6. **排水孔**：前面提過，蟑螂也是過敏原之一。除了廚房和餐廳內的整潔之外，排水孔也必須多加注意，連排水孔下的水管最好也要定期請專人來協助清潔處理。

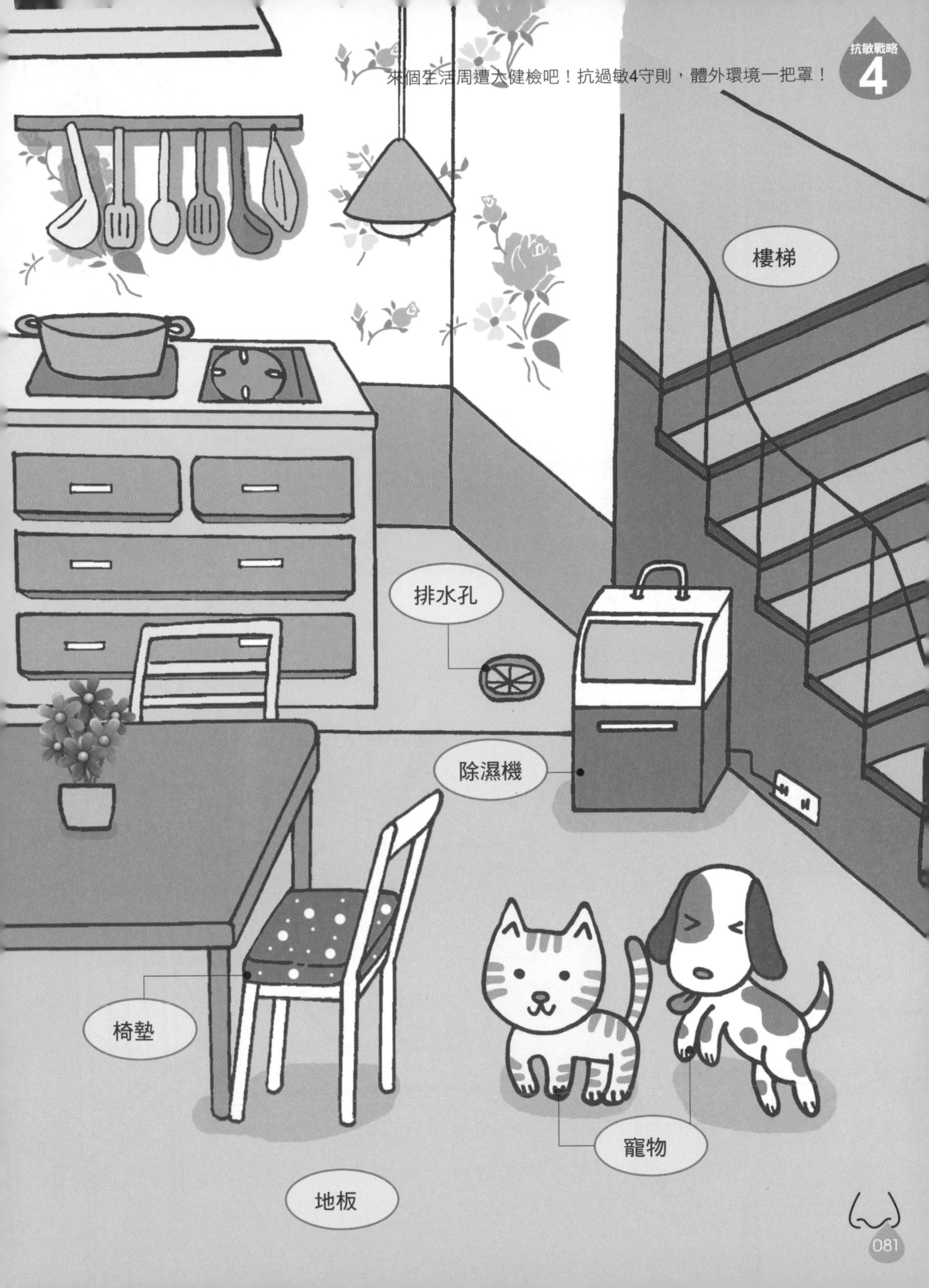
樓梯
排水孔
除濕機
椅墊
寵物
地板

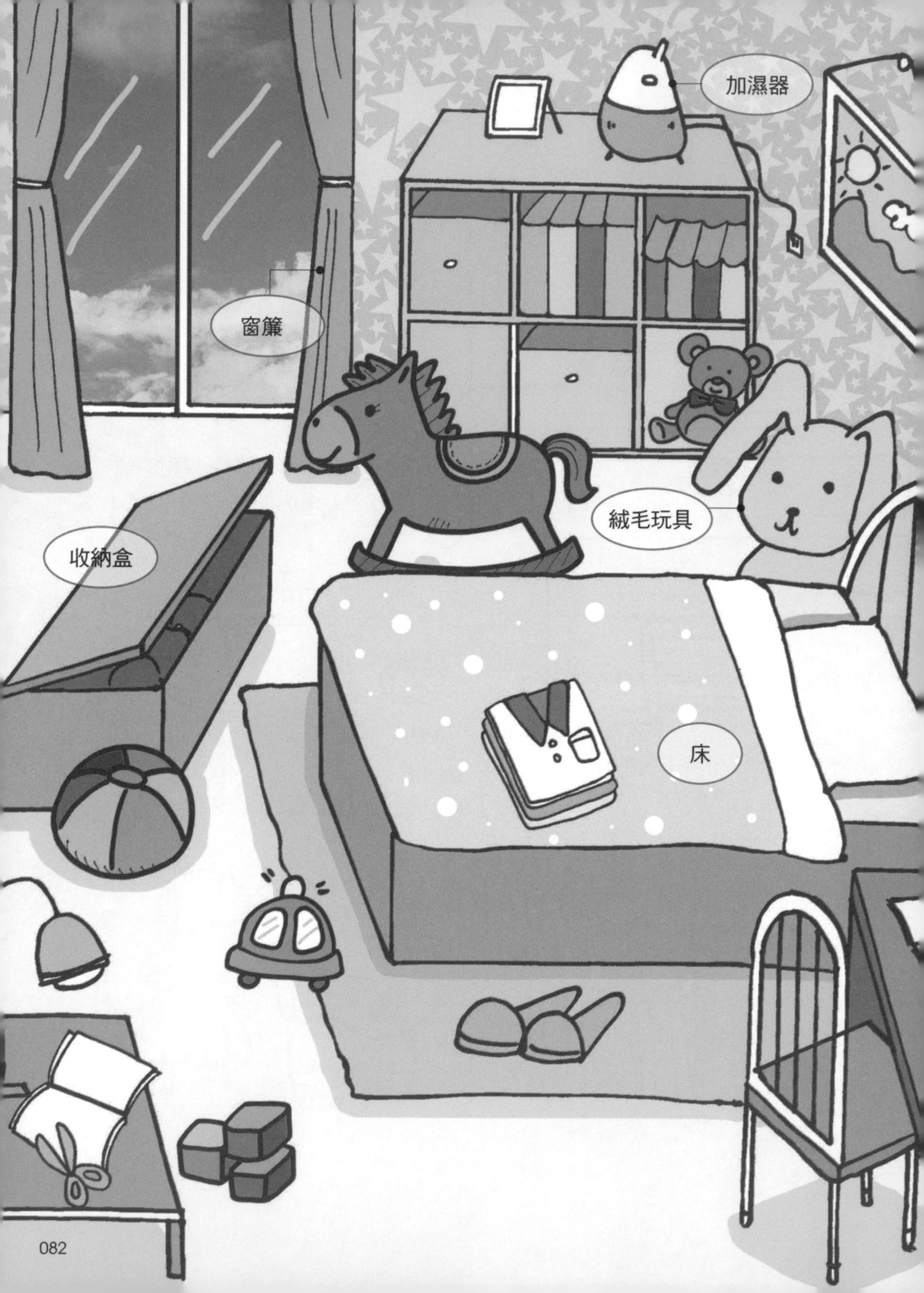
加濕器
窗簾
絨毛玩具
收納盒
床

寢室、小孩房間

1. **加濕器**：黴菌可能在機器內部繁殖，藉由蒸氣噴出而飄散室內。記得時時清理加水處以及蒸氣噴出口，防止黴菌孳生。

2. **絨毛玩偶**：塵蟎以及灰塵容易積聚在像泰迪熊、絨毛娃娃等玩偶上面，記得時常清潔及曬太陽。另外，玩偶盡量不要放在床邊，或是主要生活的房間裡面，可以放在玻璃櫥窗內展示就好。

3. **床**：床是家中最容易累積塵蟎的地方，據估算，一張床墊可藏高達數百萬隻塵蟎，所以要特別注意寢具的部分，包含枕頭套、被套、床包。我們必須先了解，塵蟎是一種喜歡陰暗、溫暖且潮濕的生物。普遍來說，人類一天裡面有8小時都在床上睡覺，所以寢具表部留下了相當多的人體皮屑，正是塵蟎賴以維生的食物。夜晚關燈後，房間內提供了一個陰暗的環境，它便開始出來活動和覓食；當白天太陽強烈照射時，怕光的塵蟎就躲進了床墊、棉被和枕頭這些具備陰暗、溫暖、潮濕的環境裡，寢具的材質若是使用羽毛或是毛類等動物性製品，更提供了它良好的繁殖環境，這也就是為什麼家中80%的塵蟎會聚集在床鋪的原因。因此，必須要時時清洗（使用介於55℃～65℃的水；清洗20分鐘以上）以及曝曬太陽，且最好能夠使用防蟎寢具套。

4. **窗簾**：因為窗簾是家中接收紫外線最多的地方，所以塵蟎比較不容易存活，但厚重的窗簾就有可能是灰塵以及黴菌積聚的好場所，因此選用窗簾時要注意材質以及厚度，越薄越好，並盡量使用百葉窗或是可拆洗的為佳。

5. **收納盒**：房間內盡量選用有蓋子的收納盒，較容易清理也能防止灰塵積聚其中。

預防過敏症的重要措施：防蟎寢具！

1. 為什麼防蟎寢具能隔離塵蟎？

一般市面上有兩種性質的防蟎寢具，分別是物理性防蟎和化學性防蟎。物理性的防蟎寢具是利用高密度編織以及立體交錯的織造技術製成，寢具上的氣孔在4微米～0.4微米之間，比塵蟎（200微米）或是塵蟎的排泄物（10微米）還小，可以達到防蟎的效果。化學性防蟎（或稱生物性防蟎），它是在製造寢具布料或是纖維的過程中，利用噴灑或浸泡的方式添加了化學藥劑，利用化學藥劑揮發性的氣味，驅散或殺死塵蟎。

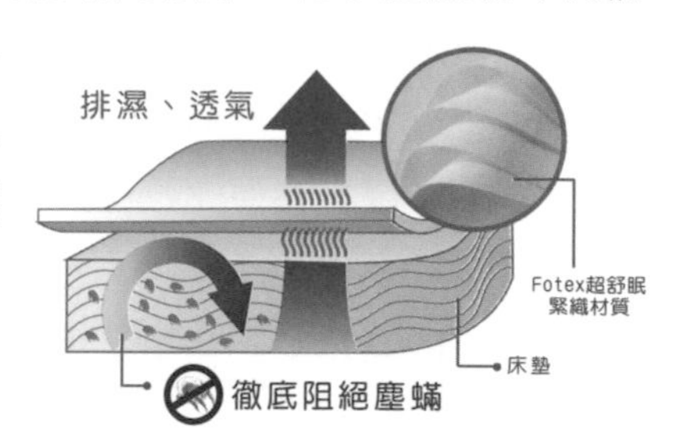

2. 防蟎寢具套怎樣挑最好？

最理想的防蟎寢具應使用物理性防蟎，除此之外，材質安全及耐洗也很重要。因為對塵蟎過敏的人，90%也可能會對化學藥劑過敏，所以要盡量避免沾染了甲醛、螢光劑等藥劑的寢具，並使用無漂白、無染色過的原色胚布（白色）；除此之外，也不能使用容易因洗滌或搓揉導致布料孔洞變大的材質，將喪失其阻隔塵蟎進出的功用。我們可根據國際的專業檢測認證來挑選最佳的防蟎寢具：

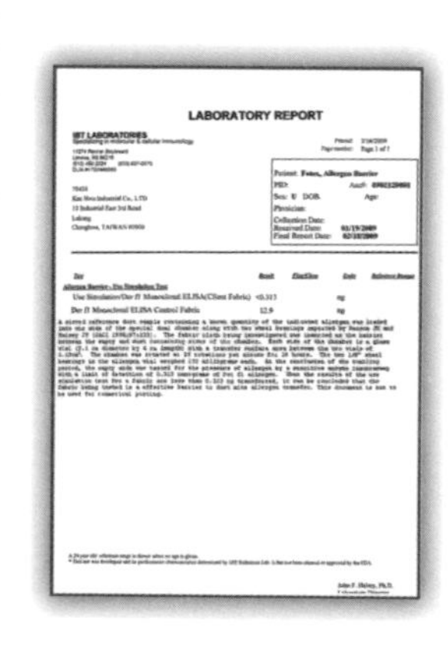
LABORATORY REPORT

IBT LABORATORIES

1. 美國IBT實驗室防蟎認證：

美國IBT實驗室是全世界過敏測試最權威

的機構，它證明了該產品可徹底阻隔塵蟎與其屍體、排泄物等過敏原的進出。這是物理性防蟎寢具最基本且一定要具有的認證。

2. 美國IBT實驗室洗滌認證： 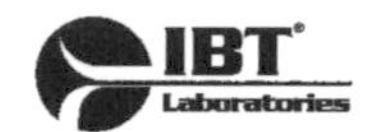

經美國IBT專業洗滌及乾燥後循環50次測試，仍不影響防蟎效果。

3. 美國食品藥物管理局（FDA）醫療級寢具認證： 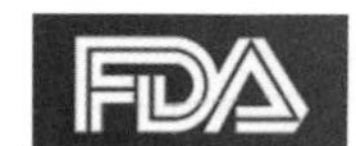

美國食品藥品管理局（U.S. Food and Drug Administration,簡稱FDA）是一個科學管理機構，負責全美國內銷和進口食品、化妝品、藥物、生物製品、醫療設備和放射性產品的安全。只要具有美國FDA（食品及藥物檢驗局）醫療級寢具的認證，就代表它屬於醫療級寢具，可在美國上市並公開銷售的資格。

4. 通過SGS安全織物認證： SGS

SGS在瑞士日內瓦登記註冊為通用檢驗公證集團（SGS Group），為全球最大品質驗證組織。SGS安全織物認證，可證明該產品無毒、不添加有害人體的物質（例如：甲醛、螢光劑等），保障長期使用的安全。

3. 說到防蟎寢具，大家都想知道的Q&A

Q：化學性防蟎寢具標記99%的阻隔力，是否就萬無一失？

A：化學性防蟎寢具通常比較平價、花色較多，一般量販店隨處可見，包裝上大多標示著「防蟎抗菌」、「抗菌力達99%」。但因為它沒有100%阻隔力，所以還是有部分程度的塵蟎可以存活下來。化學性防蟎雖然把活的塵蟎殺死了，但殘留在寢具上的屍體依然是過敏原之

Special 加碼演出

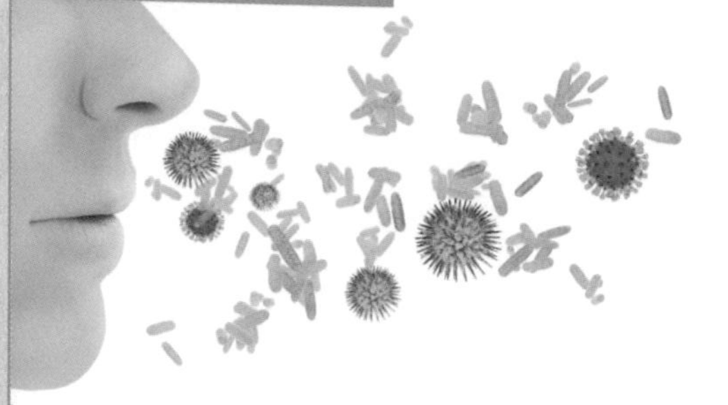

一，並沒有因為塵蟎的死亡而有所改變，且化學藥劑有可能會讓過敏患者出現更加嚴重的情況。有些化學性防蟎經洗滌後不但降低阻絕效果，同時還會對人體有害。

Q：物理性防蟎寢具隔絕了塵蟎，但是這樣不會不透氣嗎？

A：不會，因為它有無數微米級的孔洞，所以空氣分子是可以自由進出的，如果完全不透氣，那不如就用塑膠袋算了。物理性防蟎的可貴就在於它是有孔洞的，不但可以阻隔塵蟎，空氣也是流通的。

Q：市面上防蟎寢具花色很多，我該如何挑選？

A：防蟎寢具的材質如果添加顏色，可能破壞纖維強度而造成斷裂，以致有漏塵蟎的疑慮。所以建議消費者購買時，選擇原本白色的防蟎套是最安全的。

Q：棉質的防蟎寢具柔軟又舒服，為什麼不建議使用？

A：因為棉纖維是塵蟎的溫床，用很密的棉去做防蟎寢具，雖然可以做到阻絕塵蟎的問題，但是棉製品經常拆洗很不方便。清洗之後，也會有孔洞變大的問題，所以不會建議購買。

棉質防蟎寢具缺點如下：

❶ **純棉是塵蟎的溫床：**棉花纖維具有保暖與保濕的特性，正好是塵蟎的溫床，建議過敏患者家庭盡量不要使用純棉的防蟎套。

❷ **纖維易斷裂：**除了容易孳生及堆積塵蟎以外，棉本身的纖維比聚酯纖維容易斷裂，若小朋友在床上蹦跳、翻滾，都可能讓棉製的防蟎寢具孔洞變大，甚至纖維斷裂導致過敏原溢出。

❸ **須常拆洗，防蟎功效打折扣：**純棉製品應每三週要洗一次，經常拆洗很不方便。洗了之後，也會有孔洞變大的問題。防蟎床墊套是完全六面包覆住再用拉鍊拉起來的，尤其雙人床墊又大又重，拆洗費力。在拆洗的過程中，原本床上的過敏原容易再度溢出來，造成過敏患者症狀的加劇。

Q：一般建議買什麼材質的防蟎寢具？

A：聚酯纖維。因為它主要是利用微米級的孔洞材質，微小到無法讓塵蟎通過，以達到阻絕塵蟎的效果。此外，這種材質本身也不易孳生塵蟎。很多人對聚酯纖維會有錯誤的認知，其實聚酯纖維可以做到非常柔軟、非常透氣、非常舒服的。

聚酯纖維材質的技術早已遠遠超越天然纖維，不但透氣，容易排濕散熱，也不會有堆積塵蟎、孔洞變大的疑慮。

Q：為什麼有些人使用防蟎寢具後，還是覺得沒有改善？

A：因為床鋪是家中最容易堆積塵蟎的地方，如果要改善床鋪的塵蟎，除了使用防蟎寢具，床上的絨毛玩具、抱枕都應該收起來。

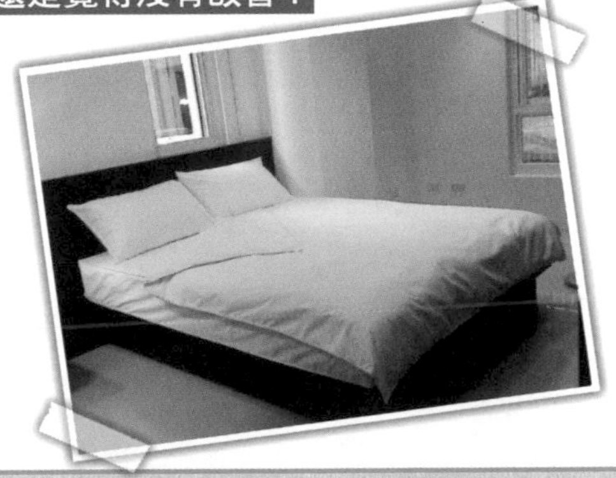

4. 防螨寢具的使用方式

床墊套正確包法

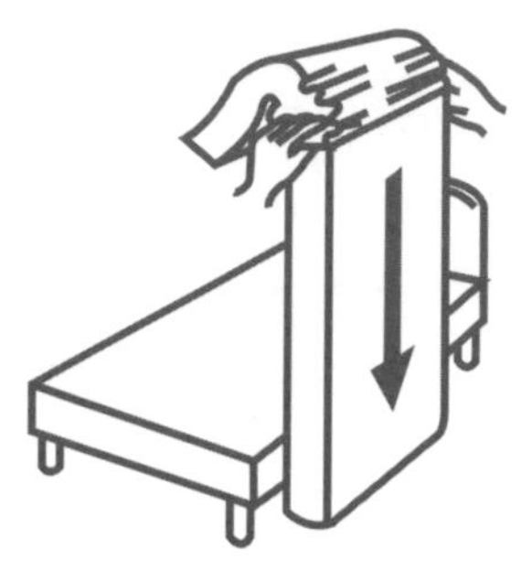

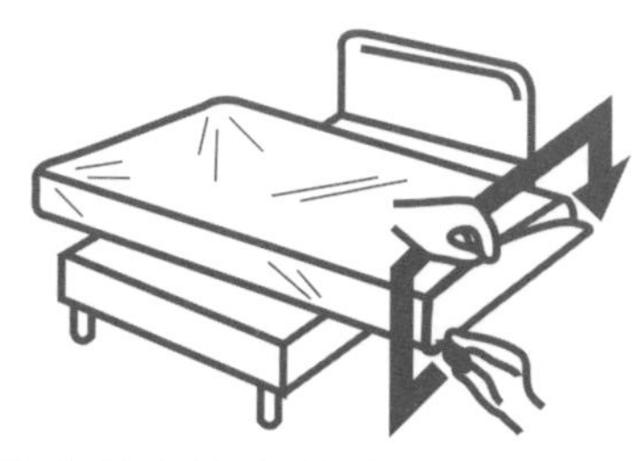

❶ 將床墊套套上床墊後，平行的順勢而下

❷ 完整包覆床墊後，將拉鍊平整拉起

一、防螨床墊套

Step 1. 先將床墊直立

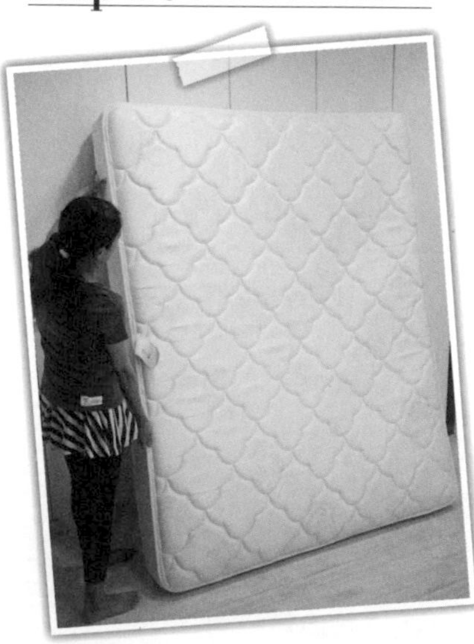

Step 2. 將防塵螨床墊套由上而下平整裝入

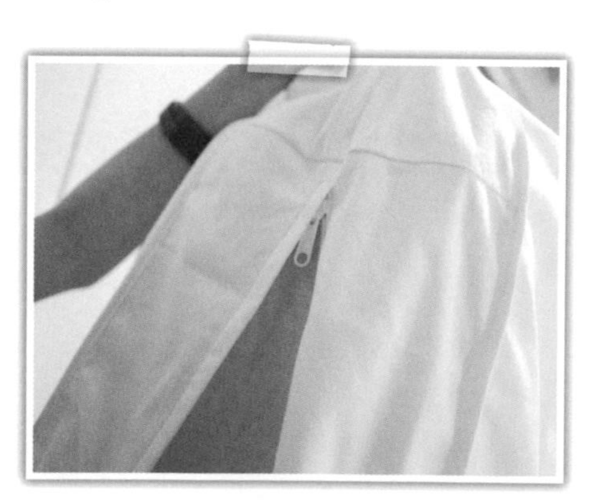

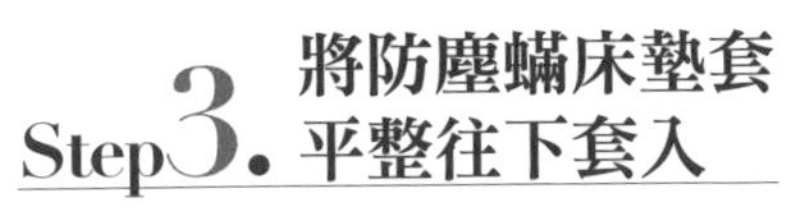

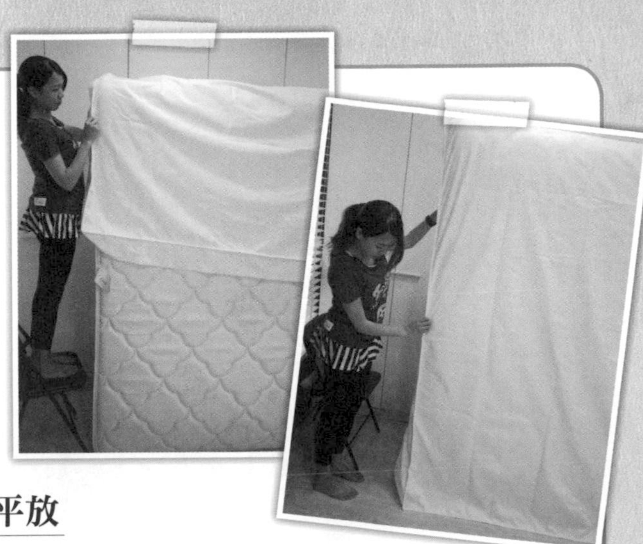

Step4. 套到底後將床墊平放

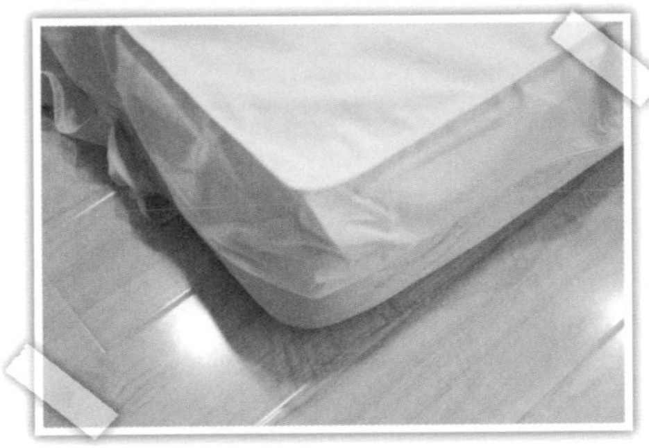

Step5. 將床墊套完整包覆

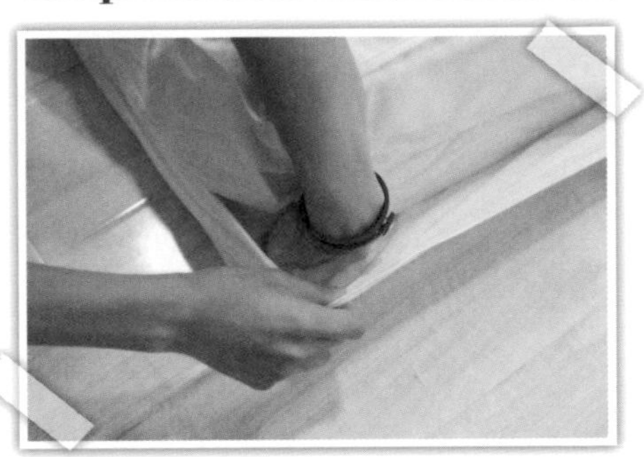

Step6. 將防蟎套拉鍊拉緊

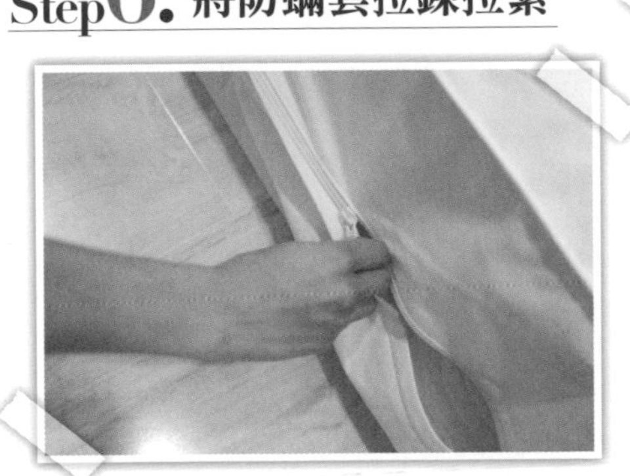

Step7. 床墊套裝入完成

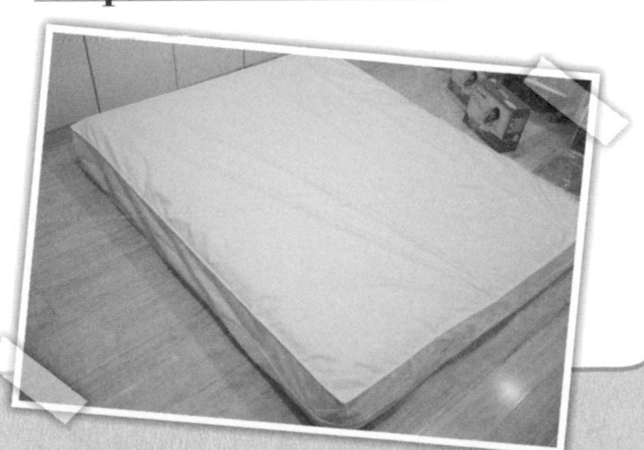

二、防蟎枕頭套

Step 1. 將防蟎枕頭套平鋪打開

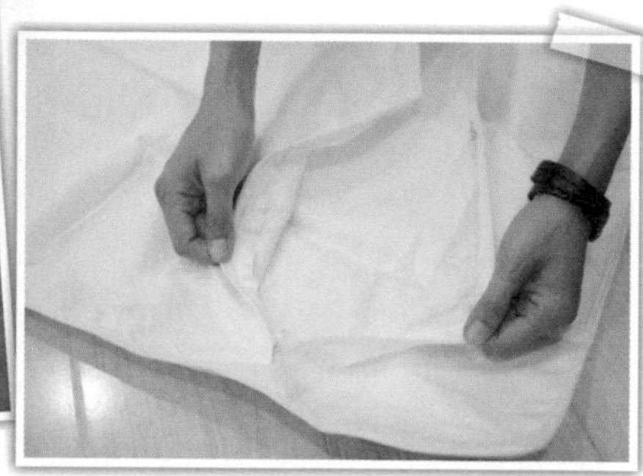

Step 2. 將防蟎枕頭塞入防蟎枕頭套

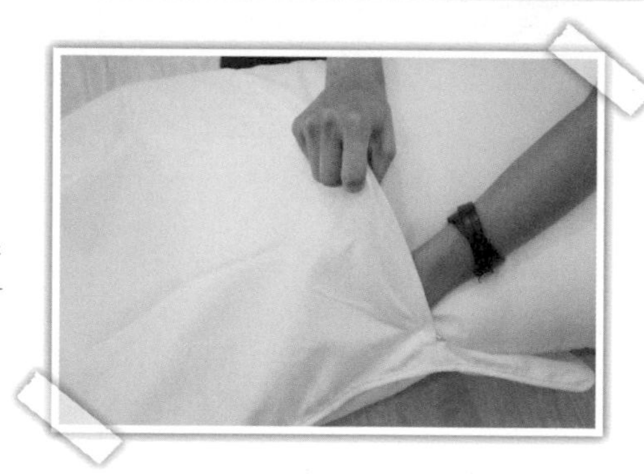

Step 3. 將拉鍊拉緊

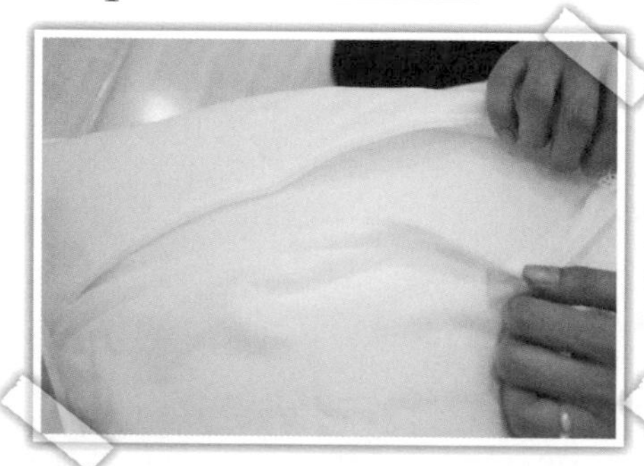

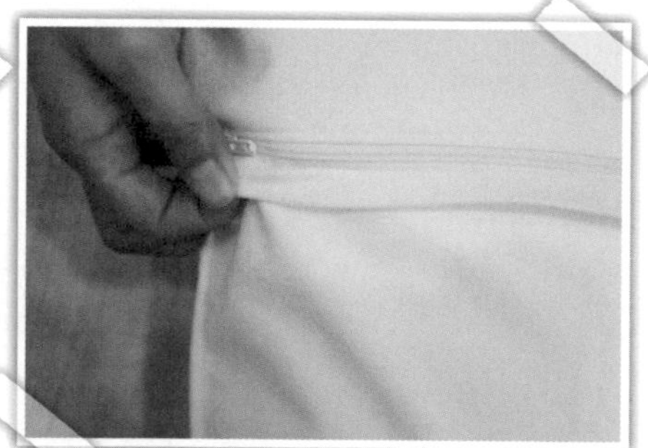

三、防蟎棉被套

Step 1. 將防蟎棉被套平鋪，並拉開拉鍊

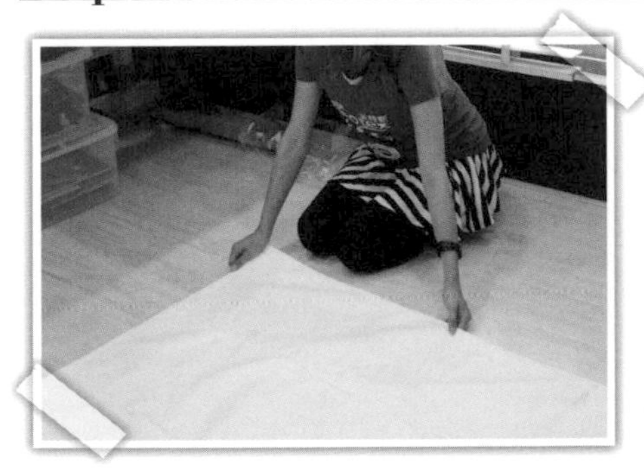

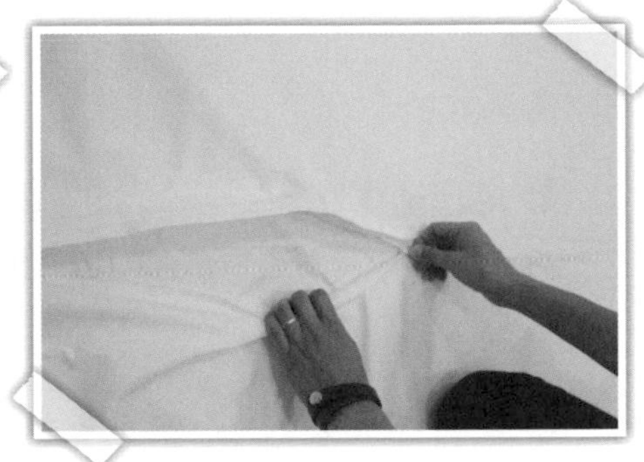

Step 2. 將棉被沿四角塞入防蟎棉被套中

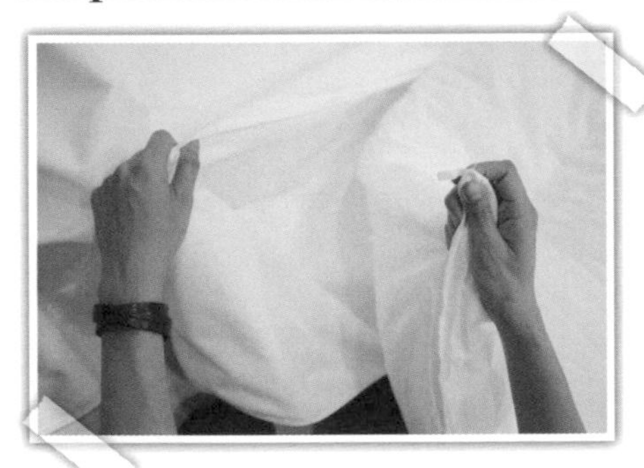

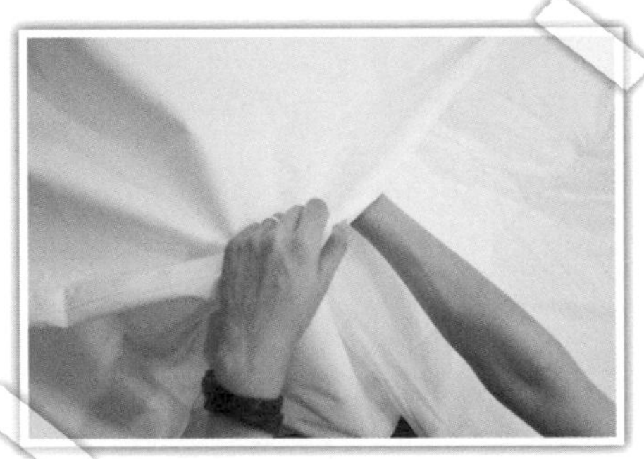

Step 3. 將防蟎棉被套拉鍊拉緊

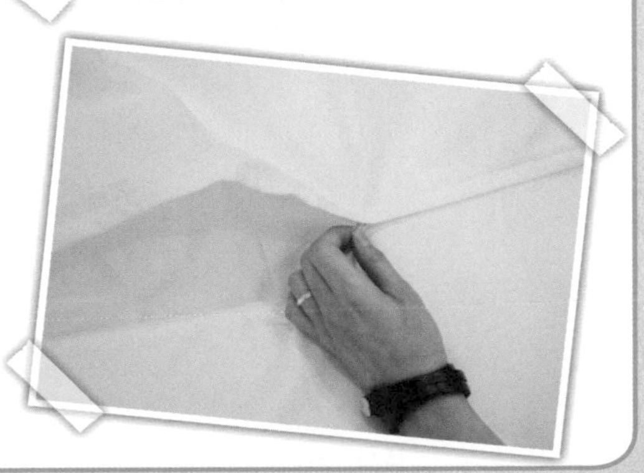

5. 清潔防蟎寢具注意事項！

物理性防蟎擔心的是孔洞變大的問題，所以當我們購買時，要注意看它有沒有洗滌認證，如果有提供洗滌認證，就多一層保護！

洗滌方式：

1. 將防蟎寢具套的拉鏈全開，放入洗衣袋。
2. 可機器水洗，水溫攝氏60度以下；約55度～60度，清潔效果最佳。
3. 使用烘乾機、熨斗前，先參考原廠洗滌標籤。
4. 不可以乾洗。
5. 請勿使用漂白劑。

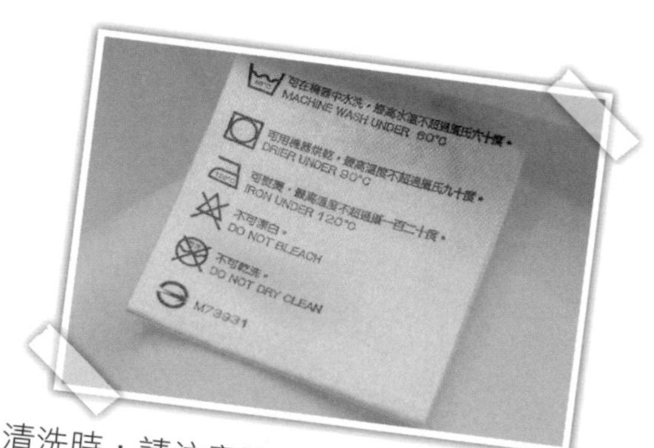

清洗時，請注意防蟎寢具套的洗滌說明。

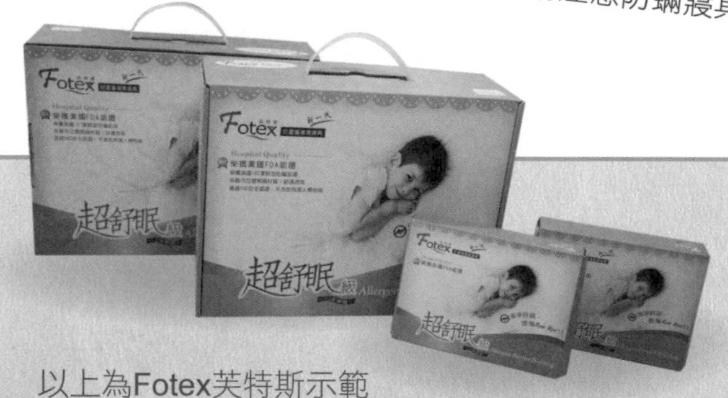

以上為Fotex芙特斯示範

浴室、洗臉檯

高溫及濕度高會讓黴菌容易繁殖，進而讓黴菌孢子飄散在空氣中。因此要注意每個角落，迅速清掃，抑制黴菌產生！

1. **化妝品、髮膠噴霧：**在狹小的密閉空間裡，需注意使用具有香氛氣味的用品，因為其中的小分子顆粒會飄散在空中，造成鼻子不適的症狀。建議使用抽風機，或是將窗戶打開再行使用。
2. **浴室牆壁：**牆壁角落以及水龍頭都是黴菌最易生長的地方，需要花多一點心思打掃！也要注意擺放洗髮精等瓶瓶罐罐的置物架，保持乾爽。
3. **洗臉檯：**洗臉檯或洗手檯的下方需注意除溼，若濕度變高，加上門窗緊閉，則會使得黴菌孳生。記得定期清潔，也可選用去黴劑等等的相關清潔用品輔助打掃。

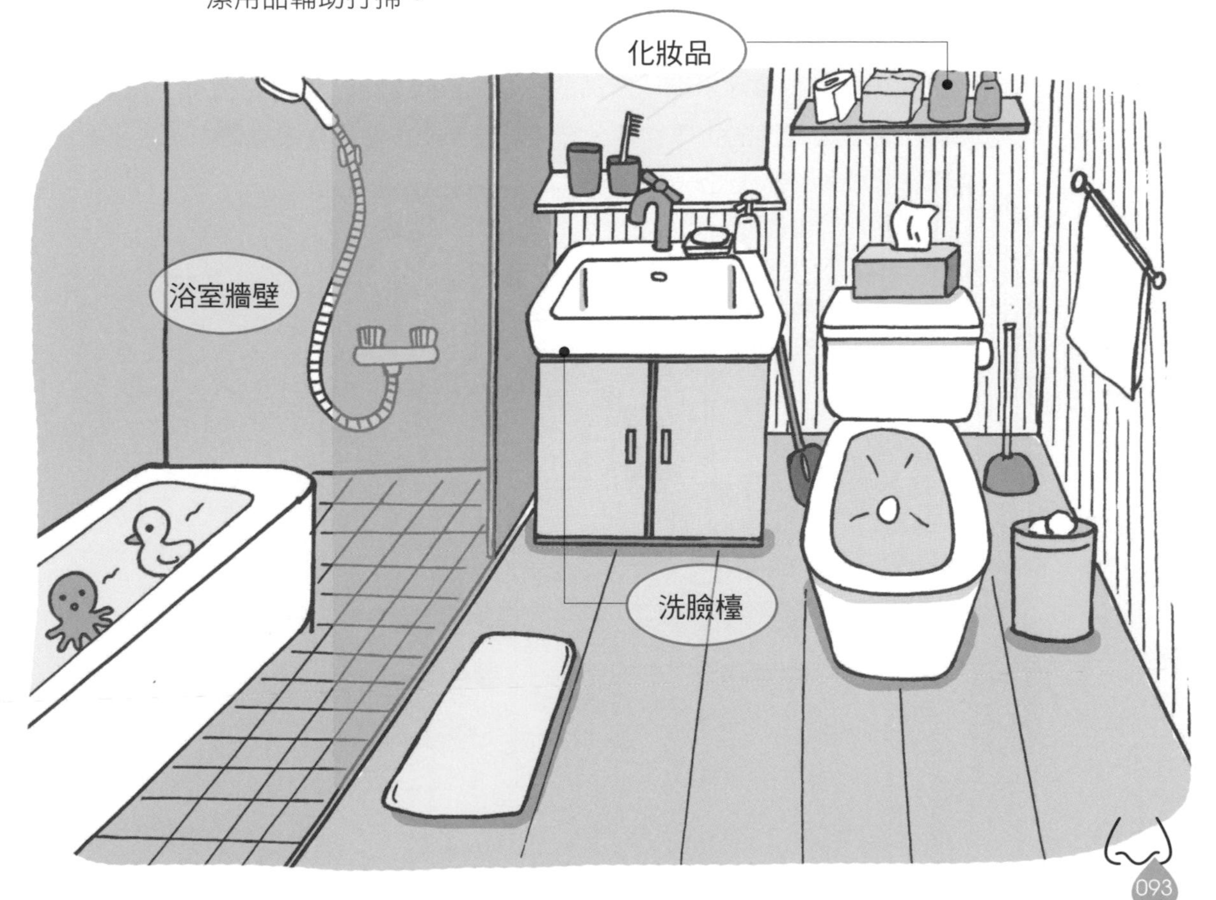

陽台

近年來許多家庭都會在室內擺放盆栽，其實我並不建議這麼做，原因有二。第一，植物本來就需要行光合作用，放室內自然比較照不到陽光，反而會產生較多的二氧化碳，降低室內的空氣品質。第二，就算是沒有花粉的植物，也可能是菇類或是蕨類而含有孢子，這些因素都會刺激鼻過敏的機率上升。

1. **花圃**：如果是過敏較嚴重的患者，為了避免花粉還是少種為宜，而如果真的有種一些植物，還是建議定期整理和修剪，不要任其生長，不止是花粉，也容易孳生黴菌。

2. **觀葉植物**：植物盆栽中的沙土可能會是過敏原，且其下的盤子內一旦積水，也會變成黴菌的溫床。另外，葉子上面會有灰塵、植物本身也有花粉，都有可能是過敏原之一，必須非常小心！

3. **殺蟲劑**：應避免噴灑殺蟲劑。因為殺蟲劑裡的化學物質，也會刺激某一部份人體的過敏反應。根據2007年的《職業及環境醫學期刊》中的研究，聯吡啶類除草劑（所謂的巴拉刈paraquat）是統計上與過敏性鼻炎最有相關性的化學物質，它時常被合成後使用在殺蟲劑中。

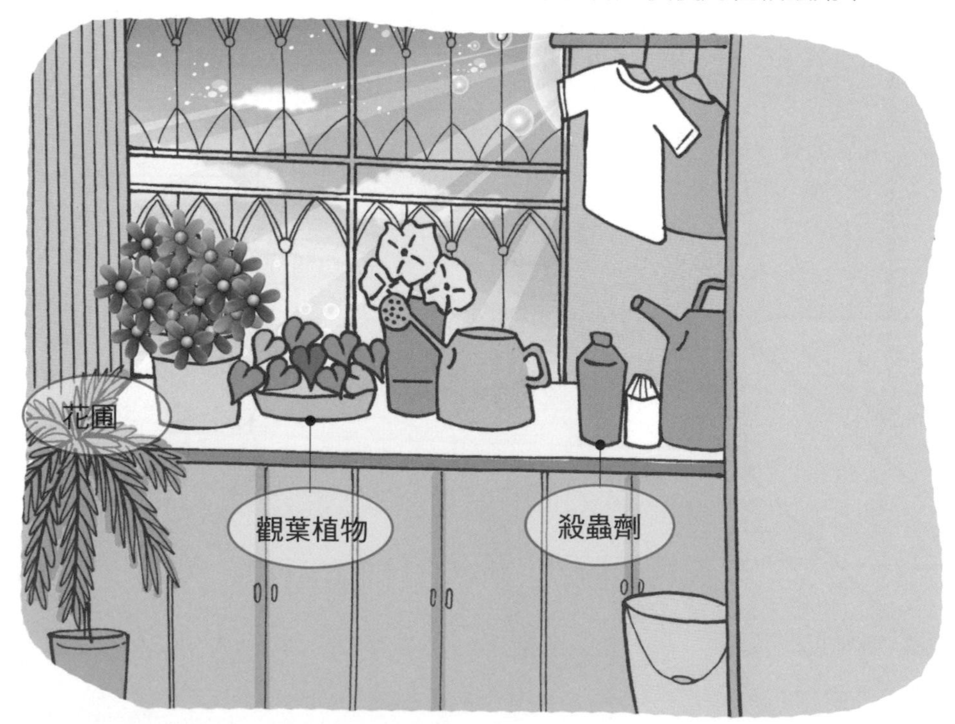

Special 加碼演出

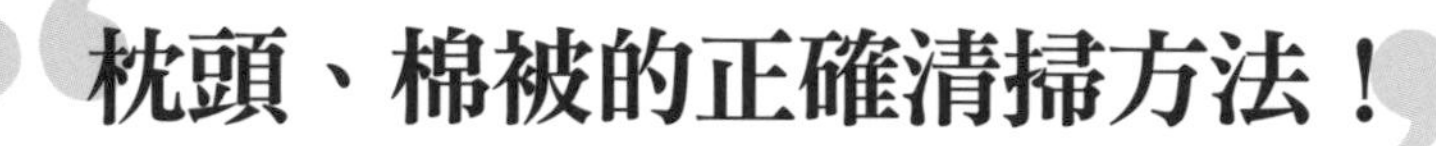

枕頭、棉被的正確清掃方法！

不能只有曬太陽而已，必須配合使用吸塵器！寢具曝曬過太陽之後，雖然塵蟎死了，但它們殘存的屍體以及分泌物等等也是過敏原，必須使用吸塵器或震盪拍打加以清潔。

1. 曬太陽或是使用乾燥機打敗塵蟎：

曬太陽或是用乾燥機可讓濕氣減少，進而抑制塵蟎繁殖。又塵蟎喜歡溫暖、陰暗、潮濕的環境，所以紫外線對它是有殺傷力的，當寢具內部溫度到達50度以上，塵蟎則會死亡。

※你還可以裝上黑色塑膠袋後放進悶熱的車內，讓塵蟎無法存活。

2. 使用吸塵器：

死掉的塵蟎屍體必須用吸塵器移除；請記得，棉被的兩面都要清潔。另外，過敏患者使用吸塵器時要特別小心，因為它一邊吸氣一邊排氣，有可能使人吸進更多的塵蟎。建議可挑選HEPA濾網的吸塵器，比較能過濾像塵蟎如此細小的微粒，避免塵蟎及糞便從機器中飛出！除了濾網的選購，還要注意濾網的壽命，並且經常更換。

※你還可以在室外用震盪拍打被褥的方式，將屍體打散、拍落，達到真正除去塵蟎的效果。

★ 退散守則2：戶外環境抗過敏
花粉、二手煙、粉塵、油漆或特殊溶劑氣味

如果你對花粉過敏，那花粉季時就要避免花粉產生的地方，外出時盡量戴起口罩，避免吸入隨風飄散至各處的花粉。另外還需要注意工作地點的所在場合，經過許多病人問診詢問後發現，他們長時間待在含有化學溶劑（像是油漆或殺蟲劑）的場合工作，這些化學溶劑經過揮發，也會引起過敏反應，有些人甚至對該氣味過敏。有些人會反問「那我把窗戶打開，讓空氣流通可以嗎？」其實過敏和空氣流不流通並沒有直接關係，因為會引發過敏的就是過敏原。如果說待在一個空氣不流通的房間裡，但是沒有過敏原，你可能只是會覺得悶悶的，但不會產生過敏；又如果你待在一個空氣流通的環境裡，但是四周都是過敏原，你依然會出現過敏症狀，所以這和職業、工作場所都有關係。一般建議如果出門，還是把口罩戴起來，不要接觸到那些過敏原，免得過敏症狀產生。至於口罩的挑選標準，其實一般的口罩就可以，因為我們的重點是不要讓人體接觸到過敏原或是冷空氣。當然你還是可以選擇醫療級的口罩，阻隔的粒子會更多一點。

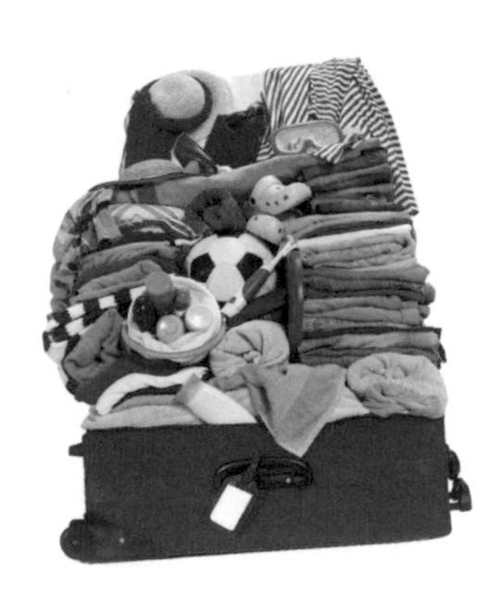

★ 退散守則3：衣物選擇抗過敏

若只是單純因塵蟎而引起的過敏，其實不管任何材質的衣物，只要經常清洗就沒有問題。如果將衣服送洗，建議過敏患者不要將塑膠套拆掉。另外，過敏的人一定要使用有門的衣櫥。選擇洗衣精時，建議不要購買標榜「殺菌」、「除蟎」，或是強調其他添加物的洗衣精。除了化學藥劑本身就容易引起過敏之外，就算清洗時能將塵蟎殺光，空氣中的塵蟎還是有可能在晾曬時附著到衣服上，依舊使身體產生過敏反應。

★ 退散守則4：四季交替抗過敏

當四季交替時，不管是在家中或外出時，只要避免前面所說的過敏原（塵蟎、蟑螂、寵物、花粉、灰塵）出現的地方去防範，就是重點。

- **春天：**百花盛開，花粉就會很多，出門的話就戴個口罩再出門，或家中如果有種盆栽，也一樣最好把口罩戴上再去澆水施肥，這是最好的方式。
- **夏天：**比較需要注意的是溫度的變化，因為有過敏性鼻炎的病人，對冷熱變化的冷空氣特別敏感。夏天大家在屋子裡都會開冷氣，室內的溫度很低，有時候一不小心坐在出風口，或是從外面進到冷氣房，只要一吸到冷空氣，症狀馬上出現，所以建議進出冷氣房的時候，進與出時口罩最好戴起來，如果需要在裡面工作一陣子，盡量避免坐在出風口，降低過敏產生的機率。
- **秋天：**秋天是個冷熱交替的季節，同樣要注意溫度的變化，前面提過鼻子過敏的人對冷空氣特別敏感，所以一定要注意保暖，口罩能戴著就盡量戴著。
- **冬天：**冬天常常會有冷氣團和寒流報到，尤其又是流感肆虐的季節，所以老話一句，外出時口罩戴起來，就像我常常跟病人說的：「口罩是你們的好朋友！」

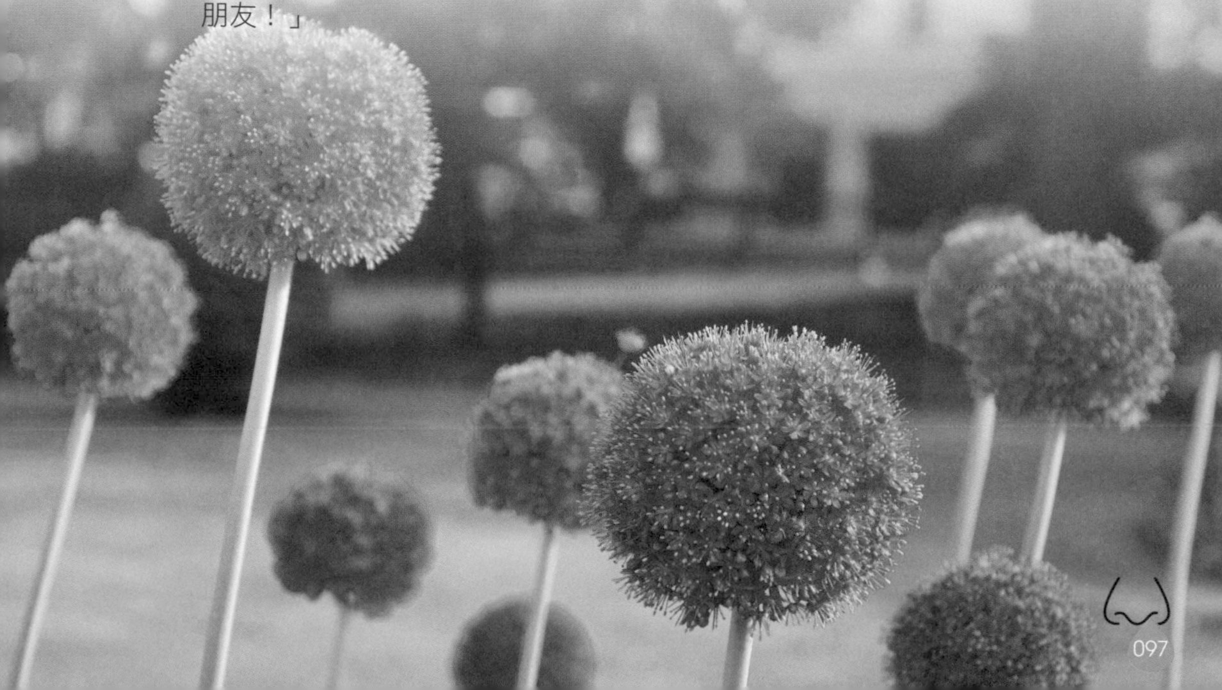

33個患者必問過敏Q&A，讓別人的經驗成為你的後備戰力！

抗敏戰略5

33個患者必問過敏Q&A，讓別人的經驗成為你的後備戰力！

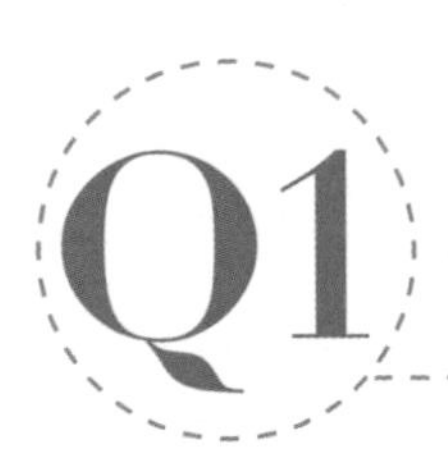

Q1 請問正確的戴口罩方式為何？

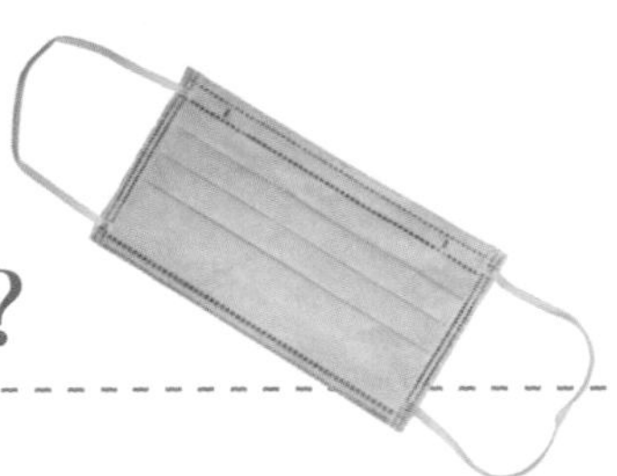

A：在便利商店常常可以看見各式各樣的口罩，舉凡最陽春的布料口罩或醫療等級的口罩都有。對於鼻過敏或對花粉、粉塵過敏的病人，應該買哪種口罩才適合呢？我們建議可選購針對個人鼻型作調整的口罩最佳。而口罩配戴的正確與否，也會影響到預防效果。

如果我們仔細觀察醫療等級以上的口罩，可以發現它有內外及上下之分。一般醫療用口罩由外而內分為三層：第一層有顏色的那面經過防水處理，可以預防飛沫感染；第二層是主要過濾細菌的地方；第三層的布料為吸水材質，可以吸收嘴巴流出的口水。

另外，有軟質鐵絲的那側是上面，它可以隨著個人的鼻型調整，將口罩緊緊的與臉部密合。接著，將外層的不織布往下拉（注意皺褶朝下），不要將整個皺褶攤平，如此一來，空氣中的粉塵及花粉等等就不會積聚。最後，記得確認口及鼻都有確實的覆蓋，與臉部緊密貼合，這樣才有真正的防護效果。

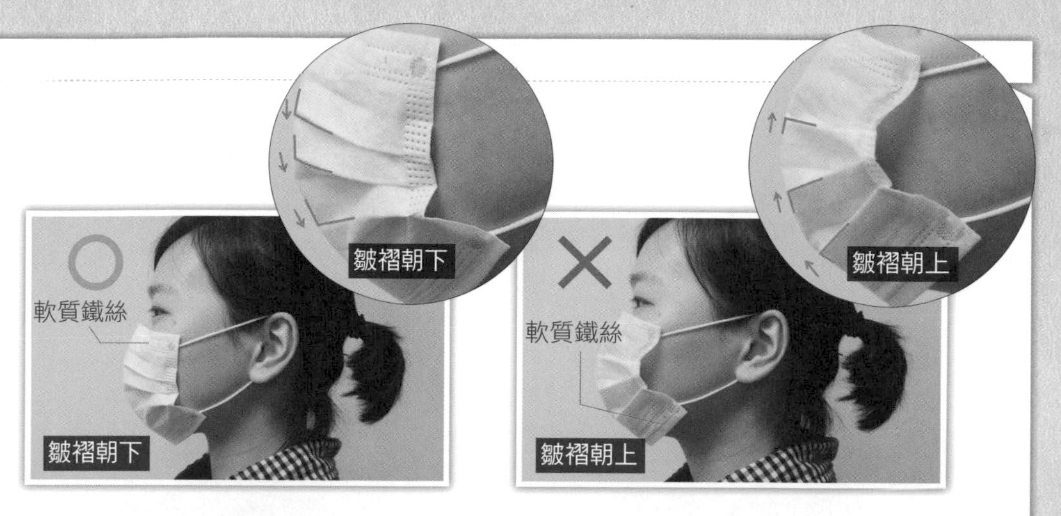

一起來正確的穿戴口罩吧！步驟如下：

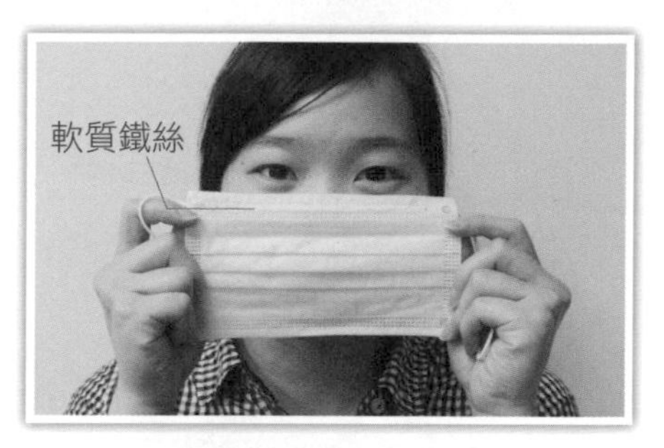

1. 將軟質鐵絲的那側朝上，白色那面朝內並貼近臉部。

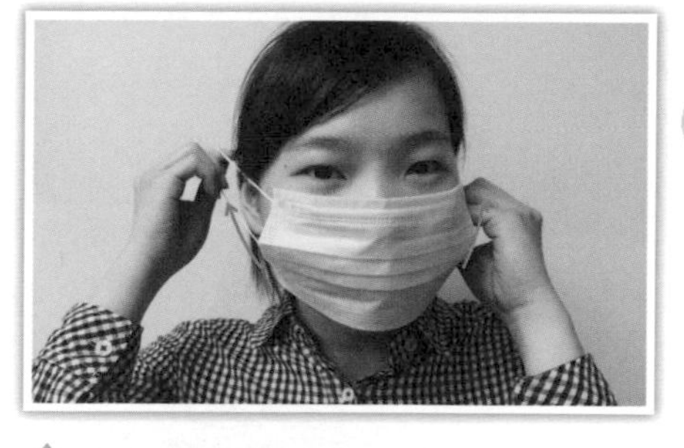

2. 將兩側的鬆緊帶掛上耳朵。

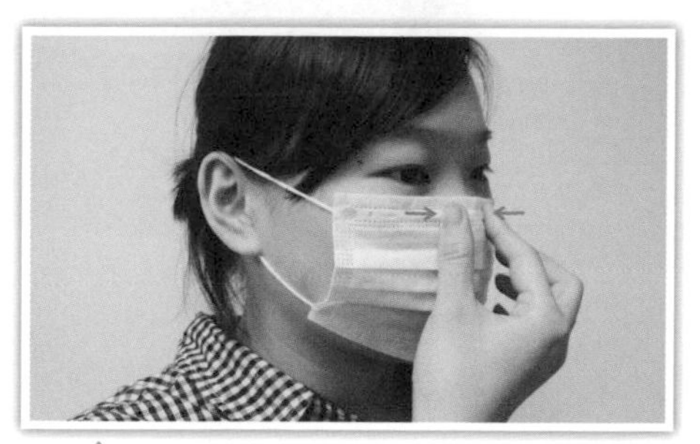

3. 壓緊軟質鐵絲，使其與鼻子完全密合。

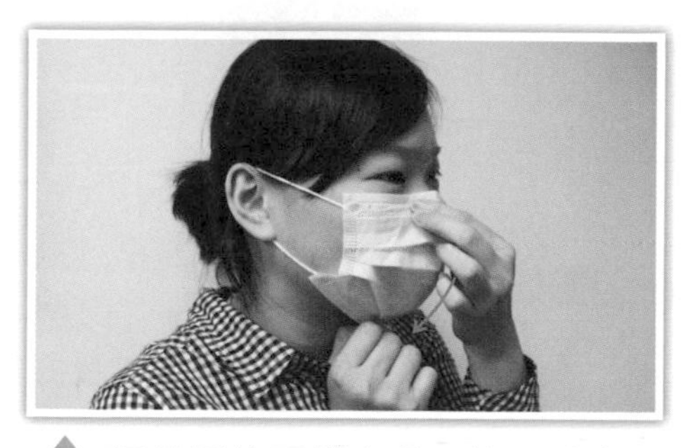

4. 把外層的不織布往下拉，確實覆蓋口鼻。

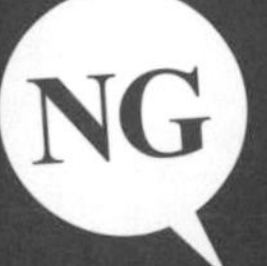

【NG！穿戴口罩的錯誤示範】

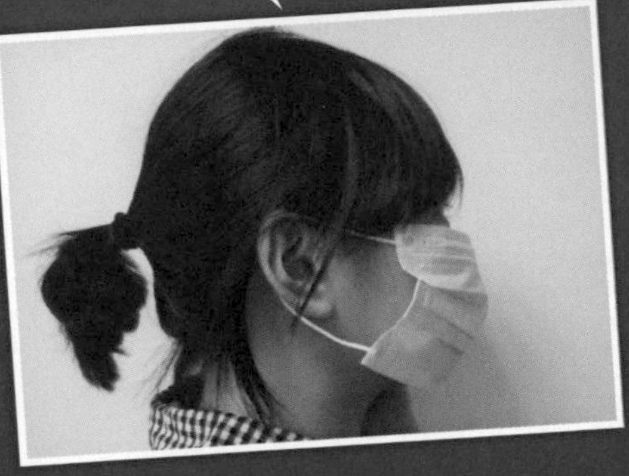

1. 掛在耳朵的鬆緊帶太鬆，沒有貼緊臉頰

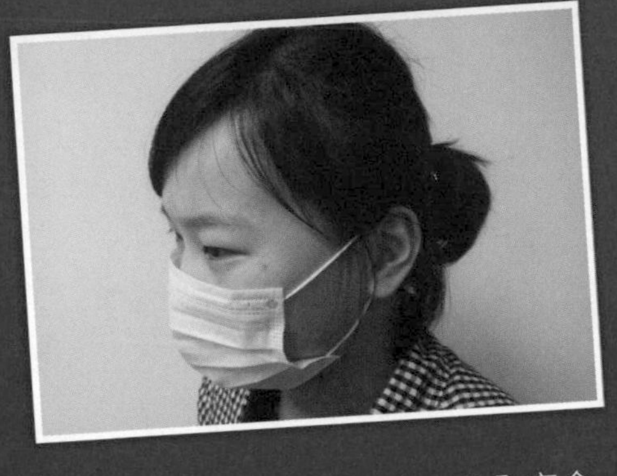

2. 軟質鐵絲沒有與鼻子完全密合

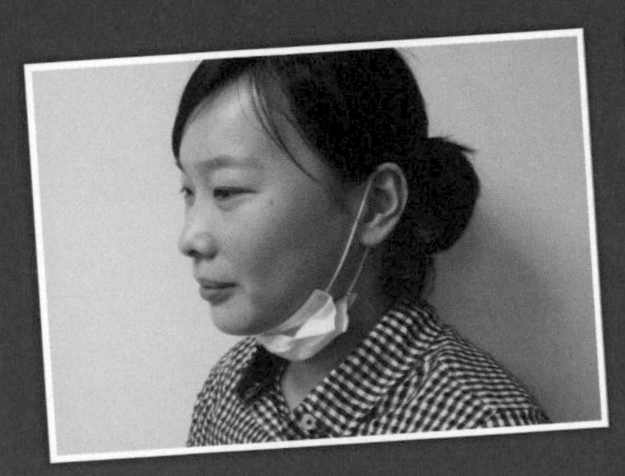

3. 口罩掛在下巴，沒有覆蓋口鼻

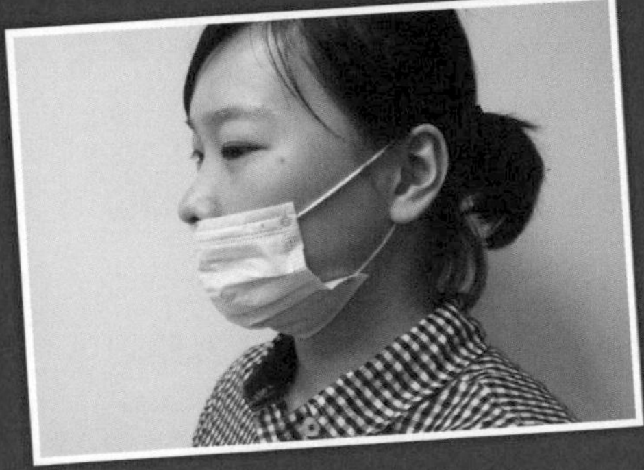

4. 口罩只蓋住嘴巴卻露出鼻子

正確使用口罩，才能達到良好的防護效果。口罩以使用一次為原則，當內部潮濕時，應立即更換。購買時，選擇材質好、大小適中、密合度佳的口罩。丟棄口罩時，手最好不要接觸口罩面，拉住鬆緊帶取下即可。

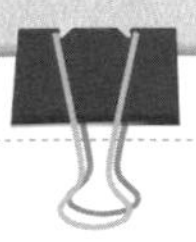

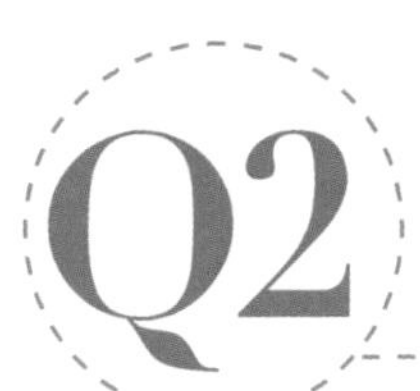

Q2 因工作上無法戴口罩，有無其他的代替方式呢？

A：若真的因為工作或是某些原因無法配戴口罩，活用凡士林也可以達到相同的效果！凡士林是一種以石油為原料提煉出來的油脂與蠟，它可以適度防止過敏原附著，也可以加強皮膚及黏膜的保濕。近年來，凡士林的效果與用途越來越引人注目，而在一般的藥妝店也能輕易購買。當然，如果能與口罩並用，達到的效果為最佳！

【防止過敏原附著】：

鼻子周圍、鼻孔內緣、眼睛周圍等等可輕塗一層薄薄的凡士林，防止過敏原侵入黏膜。

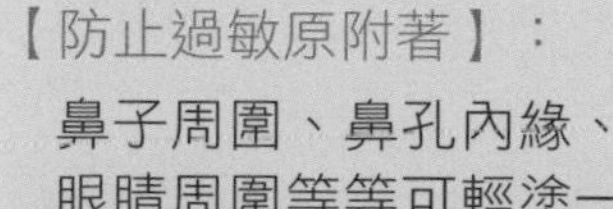

【皮膚及黏膜的保濕】：

在很多醫療場合都可以用到凡士林。例如：鼻孔下方的皮膚乾燥時，可塗薄薄的一層；也可用棉花棒在鼻孔內緣輕輕抹一下，皆具有保濕的效果。

可在眼睛周圍輕塗上一層薄薄的凡士林，防止過敏原侵入黏膜

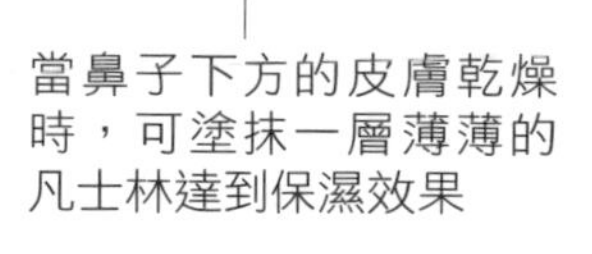

當鼻子下方的皮膚乾燥時，可塗抹一層薄薄的凡士林達到保濕效果

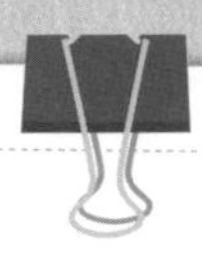

Q3 使用吸塵器對於抗過敏有幫助嗎？對於過敏的我來說，挑選吸塵器時有沒有什麼標準？

A：當然有幫助，且如果有HEPA過濾網會更好。根據消基會公布抽檢市售各家品牌的吸塵器當中，具備所謂HEPA（High Efficiency Particulate Air Filter，高效率空氣微粒過濾器）功能的機型，能吸入微小的塵埃顆粒，且避免其由排氣口飄出造成的二次汙染，降低空氣中過敏物質逸散，建議過敏者購買具此功能的款式。以下介紹三種常見的類型。

類型	構造	適合清潔區域	電線
直立式吸塵器	分上、下兩部分：上部裝有電機，下部為集塵箱	適合大面積居家清潔，或清潔高處天花板	分為有線及無線兩種
臥式吸塵器	有前後兩部分：前部為集塵箱，後部為電機部分	適合大面積居家清潔，多具超大滾輪設計，方便移動，吸力較強	捲線功能，收納輕鬆
可攜式吸塵器	可攜式吸塵器的功率一般為250W及其以下，結構小巧	適合用於細部清潔，如汽車、沙發、窗簾、電腦鍵盤、床面等	多為無線充電式

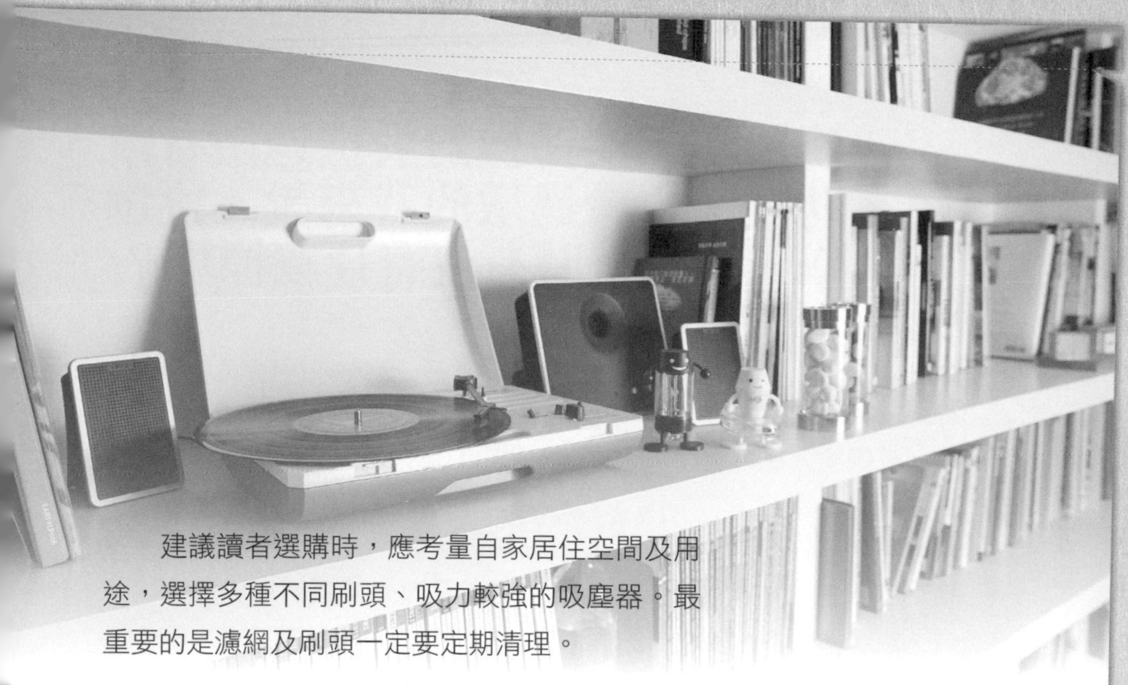

建議讀者選購時，應考量自家居住空間及用途，選擇多種不同刷頭、吸力較強的吸塵器。最重要的是濾網及刷頭一定要定期清理。

	重量	特色	使用方式	保養方式
	新一代直立式多為輕型設計	1. 造型修長 2. 吸塵器馬達極小化、電池輕量化 3. 單手使用更輕鬆	如掃把般隨手可拿，隨處自行站立放置	
	稍重	1. 於各種地板均可輕鬆拖動 2. 強勁除塵	插電後，使用滾輪拖移，吸除地面	濾網、刷頭要定期清理
	最輕巧	1. 重量輕巧方便攜帶 2. 體積小不佔空間	可手提或肩背，拿在手上就能使用	

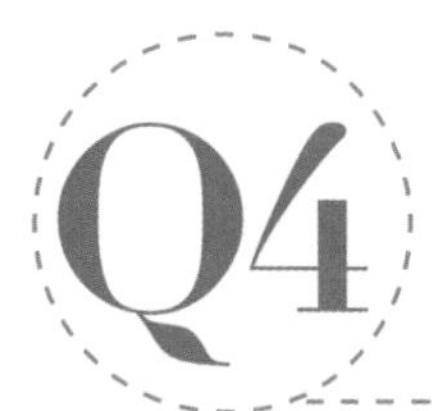

使用空氣清淨機對於抗過敏有幫助嗎？對於過敏的我來說，挑選空氣清淨機時有沒有什麼標準？

A: 在選購空氣清淨機時，不能只挑選標榜「除臭、殺菌」的功能，「濾網密度」是過濾效能好壞的一大關鍵。我們簡單介紹以下這五種常見的空氣清淨機。

使用空氣清淨機的目的是提升室內空氣品質、舒緩過敏不適症狀。購買時，除了參考下方表格，亦需考慮空間坪數大小，選擇適合自己的類

類型	簡介	特色
HEPA 高效濾網	可捕捉99.97%粒徑在0.3微米（μm）的微細顆粒	攔截效率佳、使用安全
靜電集塵	能吸收空氣中的大部分粒子	濾網可經清洗重複使用
光觸媒型	在光線照射下，光觸媒可以消毒殺菌	具高效除臭、殺菌效果
負離子型	能收集空氣中的懸浮微粒，形成負離子，進而產生清新空氣	除了抑菌及除臭，還具有鎮靜、紓解壓力、幫助睡眠、恢復疲勞等功能，使人感到心情舒暢
紫外線殺菌淨化	利用紫外線殺菌燈來降低病菌數量	具有良好的殺菌效果

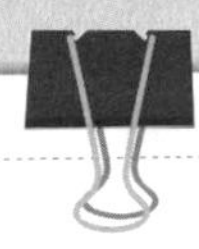

型。不論購買哪一種類型，都必須注意以下幾點：

1. 定期更換濾網，以維持正常過濾功能。
2. 必須長時間開啟，才可發揮效用。
3. 將空氣清淨機擺放於小空間之正中央。
4. 可搭配除濕機使用。

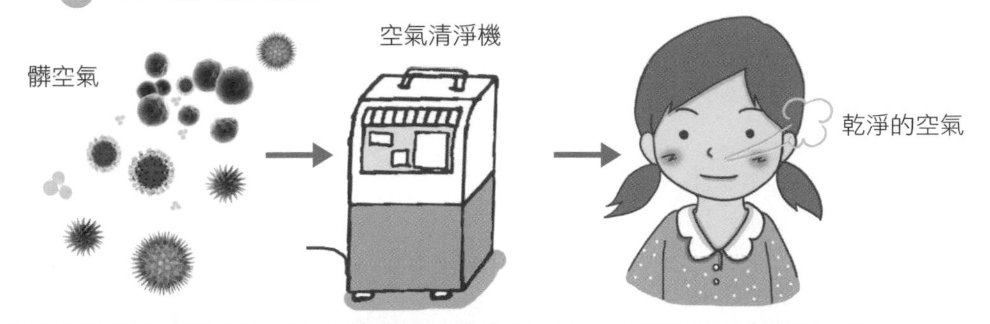

	叮嚀
	濾網有分類等級差別，必須定時更換濾網
	屬較高端技術，市佔率不如HEPA濾網高
	國際上尚未公認統一規格及檢測標準
	❶ 雖然許多廠商標榜負離子型能夠殺菌，但根據研究顯示，負離子最多只能抑菌，不能直接殺菌 ❷ 此外，使用負離子家電，會同時產生臭氧，對人體有害，濃度太高會破壞呼吸系統，也可能導致肺炎
	需長時間照射才有殺菌效果

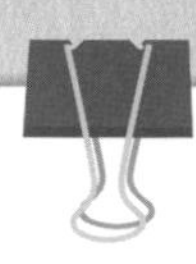

Q5 對鼻過敏的我來說，除濕時最佳濕度是多少？越乾越好嗎？

A: 臺灣屬於海島型國家，四面環海，氣候終年溫暖潮濕，尤其每年的五月及六月是臺灣的梅雨季節，各地區相對較容易出現細雨霏霏、陰雨綿綿的天氣情況。為了避免發霉，應保持乾燥，以減少塵蟎、黴菌、灰塵和細菌的孳生；但濕度也不能過低，太乾燥的話，會造成鼻腔黏膜乾燥又脆弱而出現流鼻血的狀況。對鼻過敏的患者來說，室內濕度的控制應保持在30%到50%為最佳，另外，最佳室溫為25℃到27℃，可以在室內放置濕度計測量較為精準。

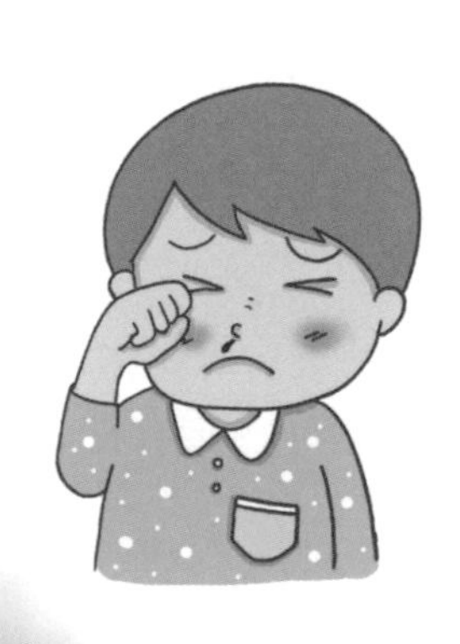

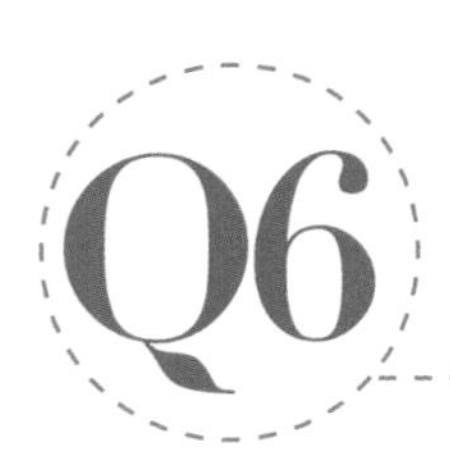

PM2.5和霾害同時發生時該怎麼辦？難道只能躲在家裡足不出戶嗎？

A: 空氣中的飄浮塵粒粒徑小於或等於2.5微米（μm）的粒子，就稱為PM2.5。當PM2.5增多且霾害發生時，空氣品質不佳，此時應盡量避免出門，緊閉室內門窗，並使用空氣清淨機。

若必須出門，別忘了配戴口罩，盡量搭乘大眾運輸工具，避免於市區行走或騎車。多喝溫開水，能幫助水溶性毒物隨尿液排出。此外，塗抹凡士林也是個方法，凡士林成份安全，具有保濕滋潤的效果，可以保護被空汙物質破壞的皮膚障壁功能。

除了運用適當的防護措施，養成正確的衛生習慣也很重要。了解口罩正確的配戴方式，才能達成良好的阻絕效果。使用一般的平面口罩時，深色面朝外，以防止液體滲入。配戴時調整口罩，軟質鐵絲沿著鼻樑壓緊，使其貼合臉部與鼻樑，讓口罩完整覆蓋口鼻與下巴。使用完畢後，建議直接丟棄，不要為了省錢而兩面重覆使用。

冬天時，因東北季風的關係，影響較為嚴重，建議民眾出門前查詢空氣品質的狀況，藉由環保署網站（http://taqm.epa.gov.tw/）或下載即時霾害App查詢，以調整每日戶外活動的計畫。

PM2.5和霾害發生期間，外出返家後應先使用洗髮精與沐浴乳盥洗，避免將空氣中懸浮微粒沾染家中幼童。

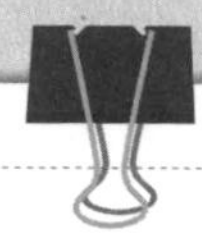

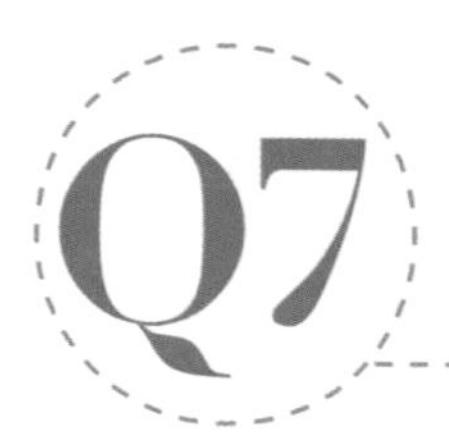

Q7 對鼻過敏的我來說，擤鼻涕時，衛生紙的材質種類有影響嗎？

A: 基本上，衛生紙的材質種類並不會有任何影響。不過，需要注意一些擤鼻涕的重點：

1. 用手輕壓；一次一邊分次擤，不可兩邊一起用力

原因：鼻水中的細菌和病毒容易直接衝入鼻子深處，造成鼻竇炎。

2. 力量不可太大

原因：若鼻黏膜受傷會流鼻血、鼻水，也可能因此經由耳咽管倒流進耳朵引發中耳炎或中耳積水。

3. 不可用手摳或塞衛生紙進鼻孔捻

原因：這樣會使鼻黏膜破皮受傷，若鼻黏膜受傷會流鼻血，且鼻黏膜一旦出現傷口則可能發炎化膿。

壓住一邊的鼻孔，大力吸氣
用還開著那一邊的鼻孔慢慢呼氣

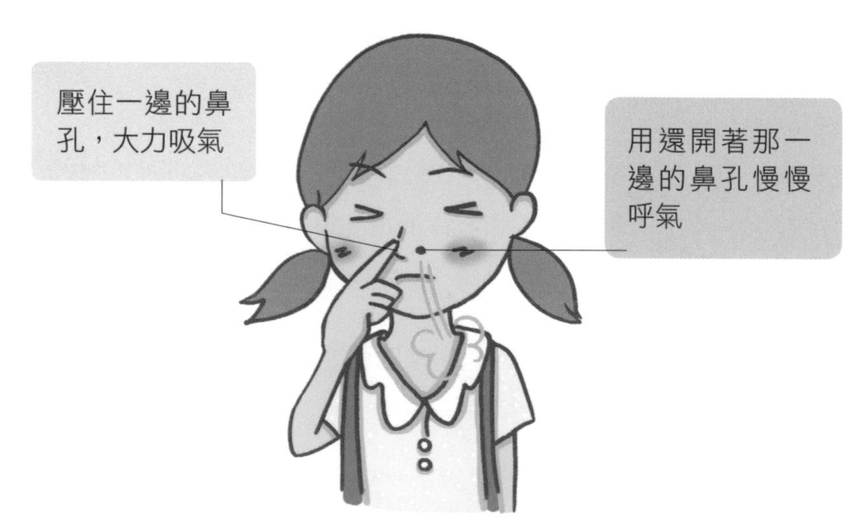

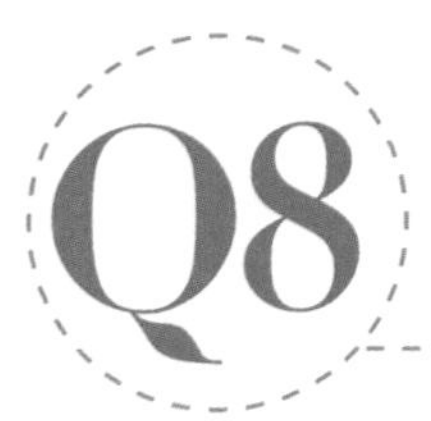

鼻塞嚴重時，有何緩解方法？

A: **熱蒸氣：**

使用蒸氣機或是熱毛巾敷在鼻子上，可以緩解症狀。另外，洗澡時使用的溫熱水也會產生蒸氣，此時整個空間就如同三溫暖的蒸氣室，讓鼻子較為舒暢。因為熱的蒸氣會促使鼻子血管出現收縮反應，進而讓鼻子通暢，且蒸氣也會降低鼻涕黏稠度，讓鼻涕更好擤出來。

吸熱毛巾產生的蒸氣

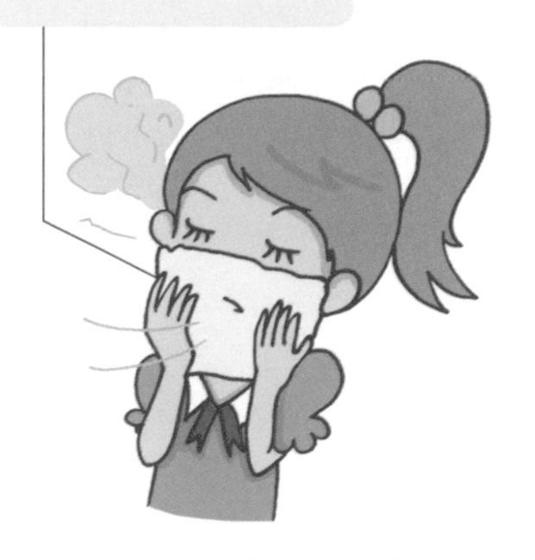

睡眠時頭部抬高：

可以將頭部抬高至30～45度，不要讓血流積聚在鼻腔，減少鼻腔充血情形。

使用含有薄荷藥品：

綠油精或曼秀雷敦等等含有薄荷類的成份，可以少許塗在鼻下，促進血液循環，進而達到緩解鼻塞的效果。

可使用少許的綠油精或曼秀雷敦塗在鼻下，促進血液循環

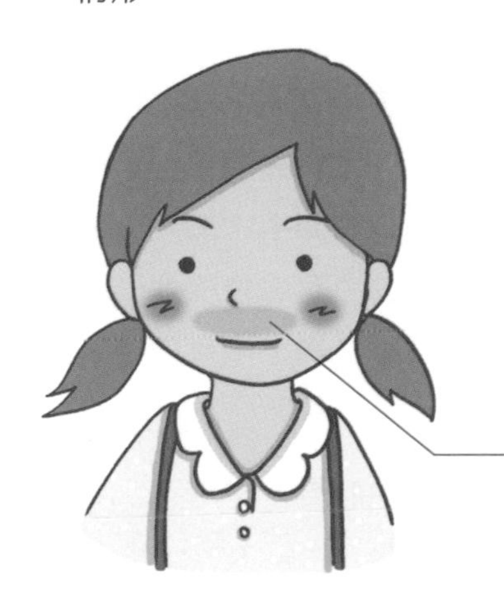

有無其他鼻過敏的替代醫療方式？

A：其實鼻過敏的替代療法有非常多種，新聞媒體雜誌上也能常常看到特定幾種療法的宣傳報導。但是站在西醫的實證醫學立場，許多方法尚未經過驗證，也無法確保其治療效果，因此使用的時候還是要再三斟酌，多多詢問醫師以及相關醫療人員的意見比較妥當。以下列舉出一些常見的替代療法：

1. **優格、乳酸菌飲料：**含有大量乳酸菌，可以調整免疫反應，讓過敏的機率下降。
2. **甜茶：**有一部份的人宣稱甜茶具有抗過敏的效果，但並無實證根據，僅供參考。
3. **中藥及針灸：**小青龍湯據稱有療效，但還是需要詢問專業中醫師。同理，針灸也是。
4. **薄荷口香糖：**薄荷的香氣能使鼻塞狀況暫時解除，因此也很多人使用。
5. **鼻蒸氣治療：**最近很流行的小型蒸氣機，能將生理食鹽水或相關藥物以噴霧方式吸入。如果手邊沒有，也可使用熱毛巾敷口鼻代替。透過吸進熱毛巾所產生的蒸氣，鼻子則較容易通暢。可以將濕毛巾加熱，或是直接用熱水潤濕毛巾，都是蠻簡易的方法。（市面上有販售所謂的鼻腔擴張膠帶，是貼在兩側鼻翼，如長期使用可能會造成鼻子附近的皮膚出現紅腫現象，最好不要一直使用。）
6. **香氛治療：**薄荷等能讓人有清涼舒暢感的香氛也有很多愛用者。

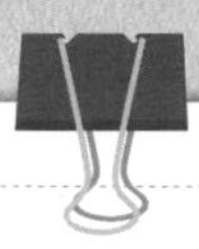

Q10 醫生說我有鼻過敏，是不是表示我有鼻息肉？

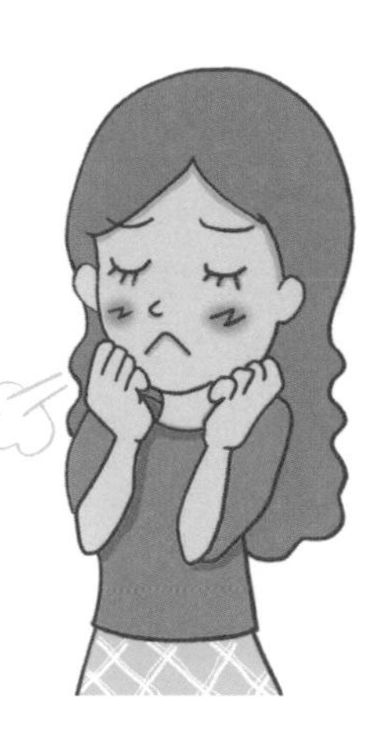

A：許多人都曾問過我這樣的問題，甚至有些病患一進診間就著急的想知道鼻息肉該怎麼解決。其實，你有鼻過敏並不等於你就有鼻息肉。鼻過敏的特徵是「下鼻甲肥厚且水腫」，所以應該說是「肥厚且水腫的鼻肉」，而非「鼻息肉」。所謂的息肉，就是原本不應該出現的組織，因發炎或其他理由增生而成。一般來說，慢性鼻竇炎患者較常出現鼻息肉，長的位置沒有固定，但嚴重者可能會將鼻腔的空間完全堵住，造成鼻塞。因此，是否有鼻息肉還是需要專業醫師的診斷。

【內視鏡下正常鼻腔、鼻過敏、鼻息肉的比較圖】

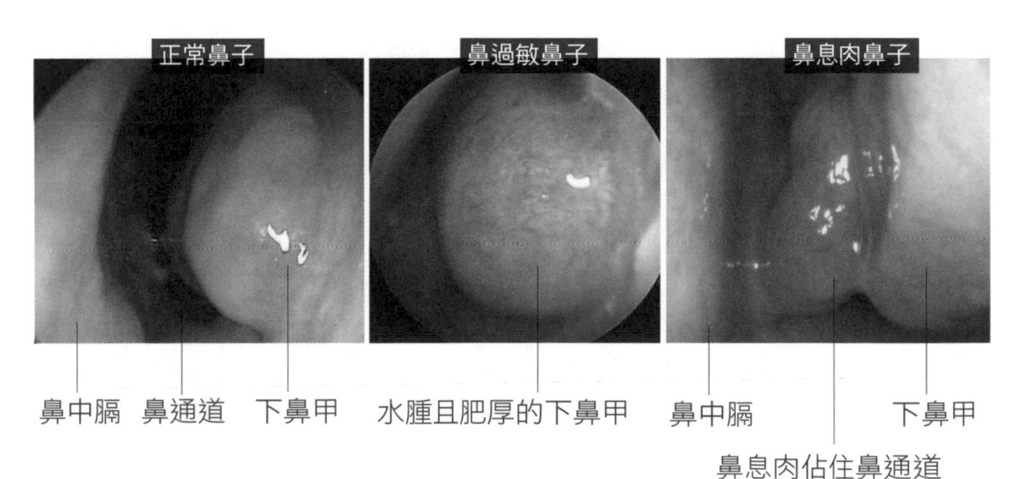

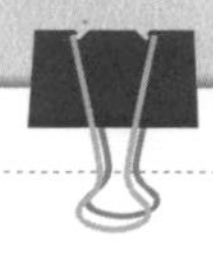

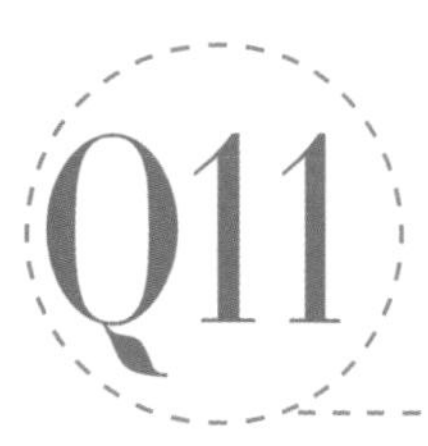

Q11 在耳鼻喉科就診時，醫師會使用內視鏡檢查鼻子。究竟什麼是內視鏡？會不會痛？

A：內視鏡是近十幾年來耳鼻喉科非常常用的檢查工具。它主要是一種微創的醫療診斷工具。傳統上，一般的理學檢查有其極限，通常耳鼻喉科醫師會使用它來檢查身體較內部的組織，而這些往往是傳統理學檢查所無法檢查的區域。內視鏡會藉由光纖連接到光源，照出來的影像可投射在螢幕顯影。內視鏡有分硬式以及軟式兩種，通常醫師會視情況來決定使用的種類。

鼻竇內視鏡的管徑通常很細（2.7～4.0 mm），所以可以輕鬆的進入鼻通道，至較深處的部位檢查，例如鼻竇以及鼻咽。醫師在開始檢查前，會給予一些藥物使鼻黏膜收縮麻醉，讓檢查更容易進行，同時也降低病人的不適感。醫師會使用內視鏡的時機，通常是要判斷是否有以下狀況：長久的單側鼻塞、鼻竇炎、鼻息肉、流鼻血、鼻腫瘤等等。

【內視鏡機器圖】

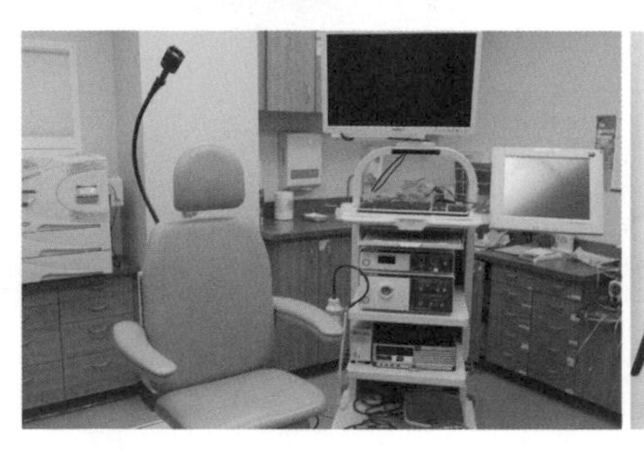

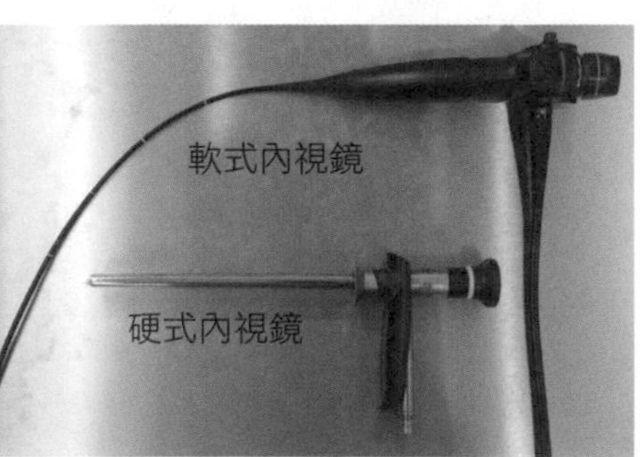

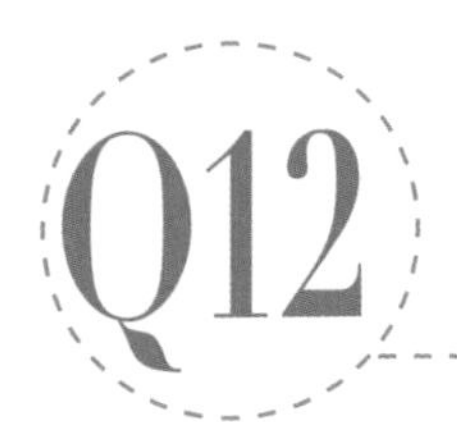

Q12 我是鼻過敏還是鼻竇炎？

A:這個問題也是門診的熱門問題之一，因為鼻過敏和鼻竇炎同樣會出現一些像是鼻塞、分泌物多、用嘴巴才能呼吸等等相同的症狀，導致患者無法自行判斷。這邊告訴大家一個初步辨別鼻過敏和鼻竇炎的方法──觀察鼻子的分泌物，鼻過敏通常流出較清澈、透明的鼻水；鼻竇炎的分泌物比較黏稠，大部分偏黃或偏綠，甚至有臭味產生（由於病毒或細菌感染造成）。此外，鼻竇炎還會出現頭痛和嗅覺變差等症狀。所以有鼻過敏的人別以為自己一定會得鼻竇炎，但也別以為鼻涕流不停就一定是鼻過敏所致，卻疏忽了鼻竇炎的可能性。

【鼻過敏和鼻竇炎的鼻涕比較圖】

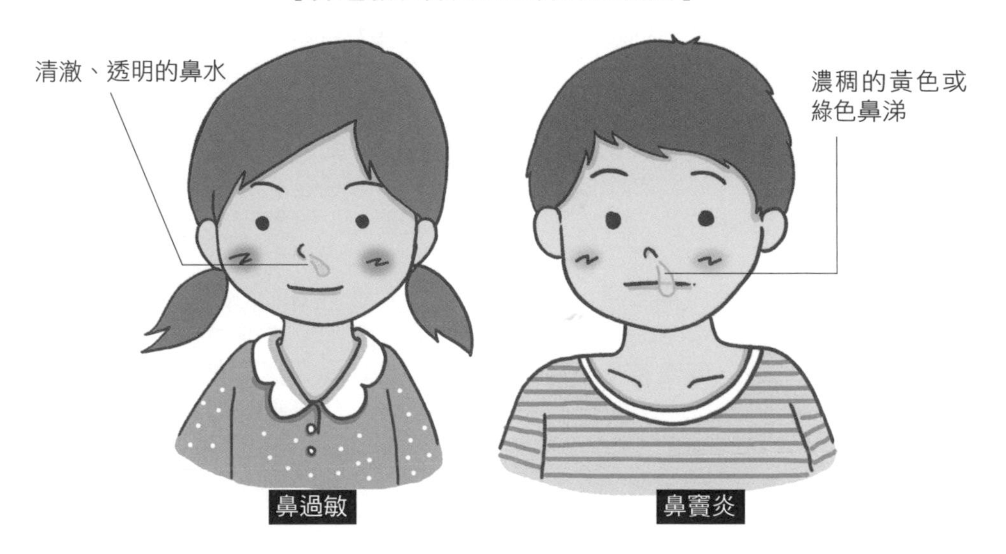

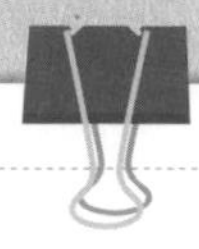

為了區別兩者，醫師通常先詢問詳細病史，或檢驗血清有無過敏抗體存在；或進行鼻竇X光和內視鏡檢查。以下列舉了一些兩者相異之處，後面也將詳細地介紹鼻過敏的治療方式。

【鼻竇炎可能症狀】
額頭或是眼睛深處疼痛
流出非常黏稠的鼻涕
嚴重的鼻塞

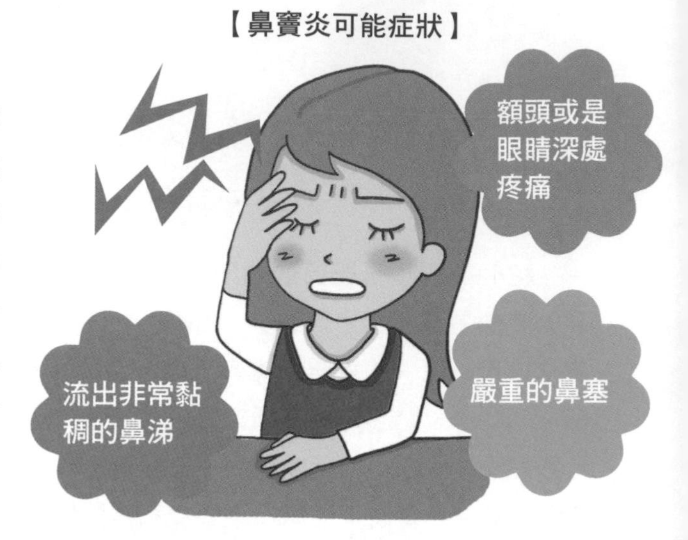

	鼻過敏	鼻竇炎
共同症狀	鼻塞、分泌物多、用嘴巴呼吸	
個別症狀	鼻子癢、打噴嚏、流出清澈鼻水	黏稠的鼻涕（偏黃或綠色等等）、頭痛、嗅覺變差等等
診斷方式	病史詢問以及理學檢查，必要時會檢驗血液中過敏原	病史詢問後，鼻竇X光檢查、鼻竇內視鏡或是鼻竇電腦斷層檢查
治療方式	1. 避免過敏原，使用藥物控制 2. 若無法控制，可施行下鼻甲手術、矯正鼻中膈彎曲等	1. 急性鼻竇炎可用藥物治療（抗生素、抗組織胺等等） 2. 慢性鼻竇炎可考慮外科手術，改善鼻竇的結構

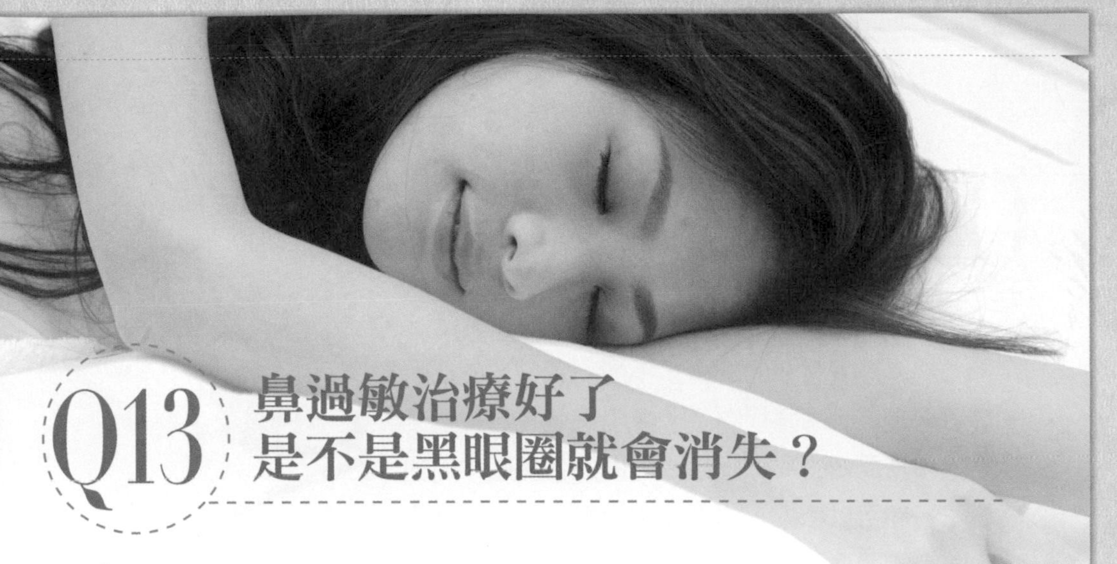

Q13 鼻過敏治療好了是不是黑眼圈就會消失？

A：如果有效地控制住鼻過敏的症狀，當然有助於改善黑眼圈。當過敏源接觸鼻黏膜而引起過敏反應後，會使得鼻子以及眼眶周圍的血管擴張，觸動特定的神經反射，造成靜脈回流受阻、血液淤積在血管內產生色素沉積，而鼻過敏較嚴重的患者常好發於下眼瞼處。又因靜脈在外觀上偏藍紫、紫黑色，經色素沉澱後就呈現出明顯的黑眼圈。

不過要特別注意，除了鼻過敏外，也有許多其他造成黑眼圈的因素。如果想要擺脫「熊貓眼」，以下情況也應盡注意：

1. 熬夜、失眠、大哭
2. 眼妝沒有清潔乾淨，加速眼周皮膚老化
3. 酗酒、過度疲勞、用眼過度
4. 受口服藥物影響（例如避孕藥、血管擴張劑）
5. 長期日照曝曬
6. 先天性遺傳體質
7. 女性月經前、懷孕末期及更年期，容易因荷爾蒙造成血流循環不順暢，而產生浮腫及黑眼圈

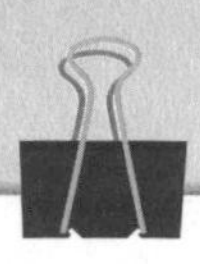

Q14 我有一側的鼻子總是不通，到底是不是過敏？

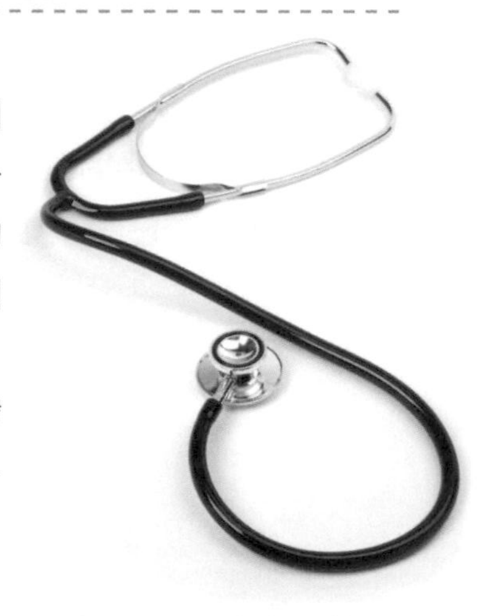

A: 如果患者有一側的鼻子不通，最常見的成因有可能是「鼻中膈彎曲」。鼻中膈就是將鼻子分隔成左右兩側的那塊骨頭，如同兩個房間中間的牆壁。你可以想像，如果鼻中膈彎曲，就像兩個房間中的牆壁歪斜或傾倒一邊，使得房間變小、空間變窄。同理，彎曲的那側鼻腔則會有較狹窄的現象產生。根據統計，過敏性鼻炎的病人很多都伴有鼻中膈彎曲的現象。

單側的鼻子不通還需要注意一些可能的狀況，比如說腫塊、鼻竇炎、鼻內異物等等。若有這樣的現象，還是儘早請專業醫師診察，以免延誤病情！

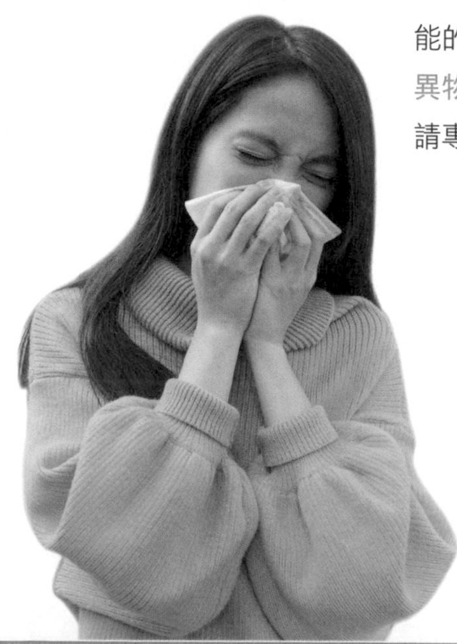

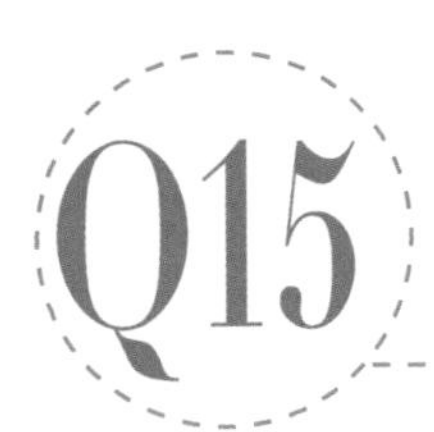

Q15 醫師說我有鼻中膈彎曲，究竟那是什麼？該怎麼處理？

A: 過敏性鼻炎的患者通常合併鼻中膈彎曲。什麼是鼻中膈呢？我們前面提過，它是鼻腔中間的那塊骨頭（由軟骨和硬骨組成），隔出了左右兩側的空間，你可以把它想成是兩個房間中間的那道牆，而鼻中膈彎曲就像那面牆壁歪斜不正，通常是天生的，或後天因素（如外力、外傷）所引起。

其實許多人都有鼻中膈彎曲的狀況，更正確來說，沒有人的鼻中膈是完全筆直的。但鼻中膈彎曲不一定會鼻塞，也有很多人是完全沒有症狀的。不過根據臨床觀察的結果來看，鼻過敏的病人通常有著肥厚的下鼻甲，若此時鼻中膈也是彎曲的話，則使得整個鼻腔的空間更為狹窄，造成鼻塞的症狀更為嚴重。所以在鼻中膈彎曲的患者中，同時和鼻過敏或鼻肉腫脹有關聯的人數佔了很大的一部份。

經過專業醫師的診斷後，如果確定為鼻中膈彎曲且情況嚴重，則有可能要進行住院的鼻中膈手術。基本上就是將鼻中膈歪掉的部份取出，保留未彎曲的部份，而取出的部分並不會再生，但也不會使鼻子塌陷，無需太過擔心。

若醫師確診為鼻中膈彎曲，但彎曲的程度並沒有太過嚴重，另外有一些門診手術可以選擇，例如最常見的雷射手術，我們在後面的部份會介紹。雷射是一種特定能量的光束，就像在電影裡面常看到的紅色光束或黃色光束一樣，它具有一定的能量或溫度，可以將組織縮減。所以其手術原

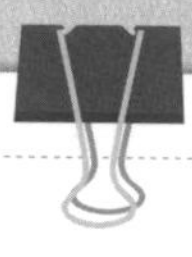

【鼻中膈彎曲與否比較圖】

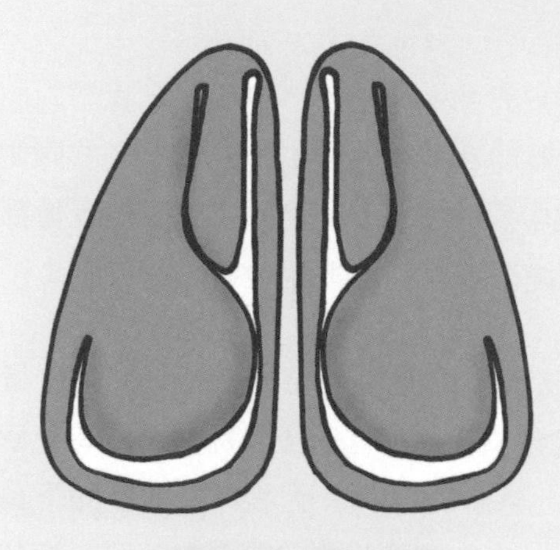

鼻中膈不歪的狀況

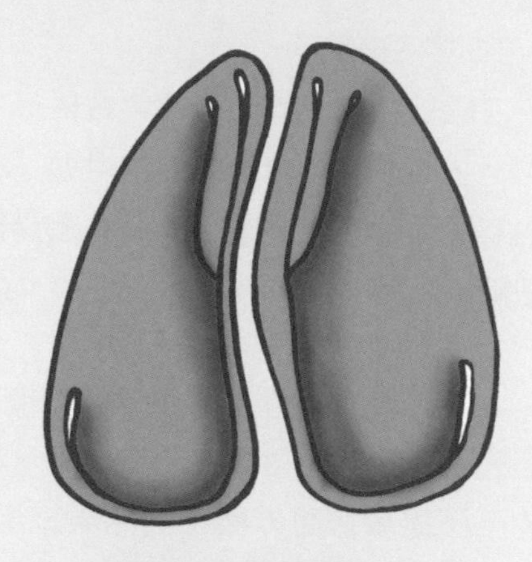

鼻中膈彎曲的狀況

黏膜肥厚，加上鼻中膈彎曲，使得
鼻腔空間狹窄，鼻塞變得更為嚴重

理和住院手術相同，一樣是將兩側鼻腔通道內阻塞的組織縮小，不過這個手術花費時間較少也無需住院。

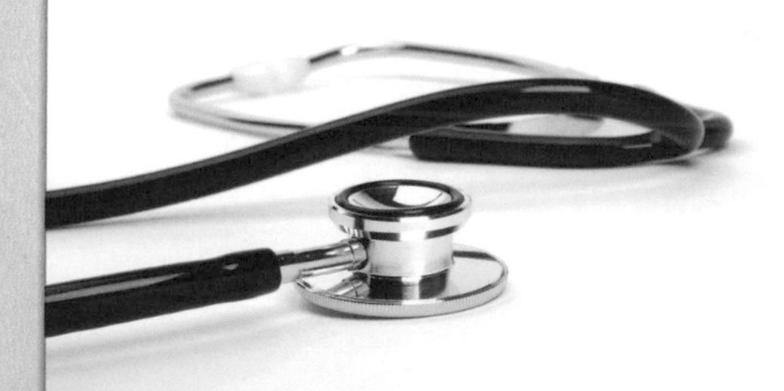

Q16 我有鼻過敏數年，最近常覺得耳朵有悶塞感，不知道這跟鼻過敏有關係嗎？

A：我們曾提過耳朵和鼻子中間有一條耳咽管，它是中耳腔與外界唯一的通道，因此對中耳腔的壓力平衡有極重要的影響；此外耳朵的分泌物也需要透過這個管子流出來，像水溝一樣，經由耳咽管流到鼻咽，再往下流到喉嚨。而過敏會讓我們鼻子裡的纖毛運動頻率降低，引發局部的發炎反應，鼻黏膜也會變得水腫，同時產生較多的分泌物，這些分泌物就會透過耳咽管流到耳朵去，甚至是中耳腔，造成耳朵有種悶塞、腫脹的感覺，這些都和鼻過敏有連帶的關係。鼻部的慢性疾病，舉凡鼻過敏、感冒及鼻竇炎、鼻涕倒流等等，均會造成耳咽管開口周圍的黏膜發炎腫脹，進而妨礙耳咽管正常開啟的功能。

有些人在鼻過敏症狀剛開始時，耳朵也一併出現悶塞的感覺；或是鼻過敏的症狀已持續了兩年，到了第三年才突然開始耳鳴也是有可能的。耳鳴發生的時機點似情況而定，每個人的狀況都不同，但通常是鼻過敏較嚴重的患者容易併發耳朵的症狀。你想想看，當整個鼻黏膜發炎水腫，就造成耳咽管開口附近的黏膜腫脹，更容易造成悶、脹、或是耳鳴的狀況。

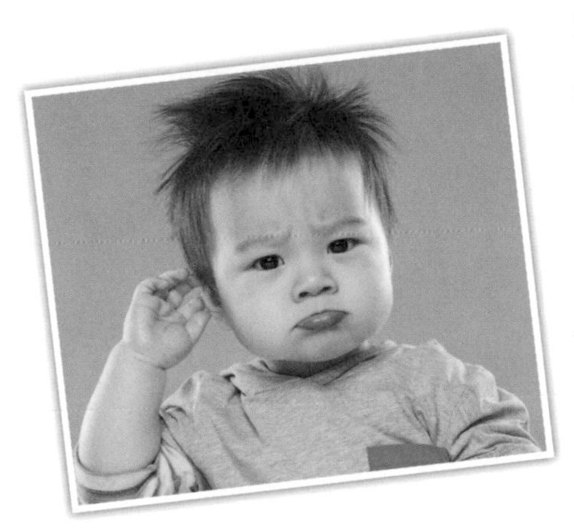

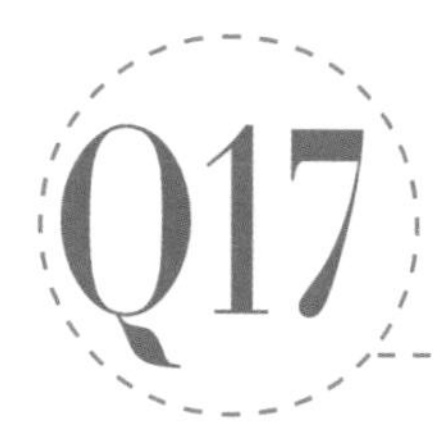

Q17 我是嚴重鼻過敏患者，睡覺時一直被家人說有打呼現象。有沒有方法改善？

A：打呼與阻塞性睡眠呼吸中止症（Obstructive sleep apnea, OSA）是睡眠醫學近年來非常熱門且複雜的議題，也是許多鼻過敏患者時常碰到的問題（研究顯示將近有五成的患者出現睡眠及呼吸障礙）。我們可以從針對過敏性鼻炎的研究中發現，鼻塞的病人在夜間會愈來愈嚴重，且於清晨六點達到高峰，而這些都和血液中的皮脂醇（cortisol）下降有關。另外，鼻塞的病人在夜間也常常打呼，干擾睡眠，造成疲倦和白天嗜睡等問題產生。

我們的呼吸道從鼻子一路連接到肺部，中間只要有任何一個地方塞住，就會打呼；還有些人會在打呼的途中突然停止呼吸，經過兩到三秒才又正常呼吸；而所謂的阻塞性睡眠呼吸中止症是指人體在睡眠時呼吸道軟組織塌陷導致氣流阻塞，空氣無法正常的進入肺部。因此，單純的打呼並不等於睡眠呼吸中止，需要專業的醫師評估。不過，鼻過敏、鼻塞、打呼、睡眠品質、嗜睡以及睡眠呼吸中止症的確有連帶關係。

根據國泰耳鼻喉科團隊與我在2008年的研究中 ❶，我們分析歸納了鼻部手術對於治療阻塞型睡眠呼吸中止症的效果，發現鼻部手術對於治療「單純打鼾」，以及對於有正常口咽構造合併鼻塞的病患可能會有效果，且手術後大多數病患的生活品質有明顯的改善。因此，若你有鼻塞且有打呼現象，建議尋求專業醫師的評估。

[參考資料]

❶ 陳育斌、賴盈達、王拔群、李學禹、張燕良、劉致和 (2008)．《鼻部手術在治療阻塞型睡眠呼吸中止症上扮演的角色—實證醫學探討》．臺灣醫界, 51 (7), 2225。

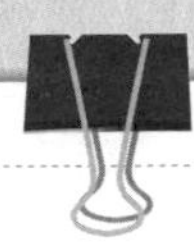

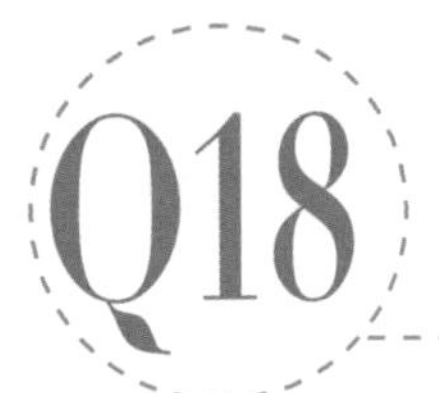

Q18 鼻過敏跟氣喘是不是高度相關？

A：是的，氣喘是一種鼻過敏常見的併發症之一。除了過敏性鼻炎與免疫球蛋白IgE有密切關係，氣喘也同樣與IgE有著密切的相關。根據研究統計，將近八成的氣喘病患有鼻過敏症狀，而將近四成的過敏性鼻炎病人患有氣喘。

簡單來說，氣喘就是慢性的呼吸道發炎，當呼吸道發炎、水腫時，它會變得更加狹窄，氣流因此受到限制使呼吸變得困難，所以常常有一種很喘的感覺，並伴隨著咳嗽和胸悶等身體不適的症狀。

所以當氣喘發作，或是已經出現氣喘症狀時，千萬不要吃冰，也盡量不要吹冷氣，因為冷空氣會刺激呼吸道，使其變得更敏感；一旦呼吸道收縮，呼吸變得困難，氣喘會更加嚴重。

此外也無需太擔心激烈運動引發氣喘發作。基本上只要氣喘症狀沒有過度嚴重，或是患有其它生理疾病（如心臟病等），適當的運動並不會造成安全上的疑慮，只要避開容易引起反應的運動環境（像是通風不良的室內運動場），嚴格執行運動前的暖身操，並且保持規律的運動習慣，不僅可以體驗運動的樂趣，還能增進健康，改善部分因氣喘所引起的呼吸系統功能。

至於氣喘可以改善嗎？當然可以。只要一有症狀應趕快看診，不要等到情況嚴重時才想到就醫。

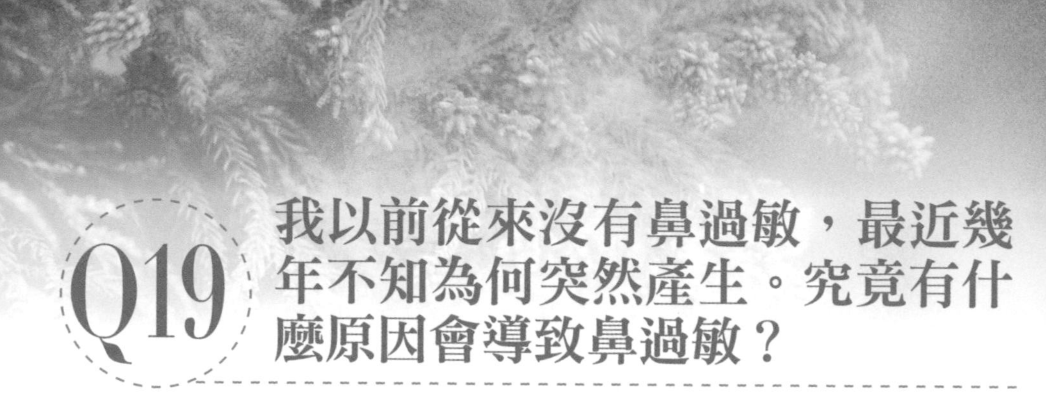

Q19 我以前從來沒有鼻過敏，最近幾年不知為何突然產生。究竟有什麼原因會導致鼻過敏？

A：這也是很多患者曾發生過的狀況。我們一再強調，過敏反應的產生和體質有關（所謂的體質也就是你身體最自然的狀態）、跟遺傳有關、或與你的生活環境也有所關連。雖然過敏牽涉到了成因相當複雜的免疫反應，但簡單來說，當身體接觸到外界的過敏原，會引發身體產生過敏反應，導致鼻子出現了鼻過敏的症狀。如果以前從來沒有發生過任何過敏的症狀，也許是因為沒有接觸到特定過敏原去引發身體產生過敏反應；反之，若是碰到了之前未曾接觸過的新東西，它也許是一種會引發反應的過敏原，因此開始出現鼻塞、打噴嚏或流鼻水等症狀。舉個例子來說，改變生活環境和習慣，像是搬家、旅行，或是更換工作等等，就有可能因為之前未曾碰觸過的東西而引發過敏反應。

以下情況有可能遇上未曾碰過的過敏原：

1. 到了其他國家旅遊，碰上了從沒遇過的花粉

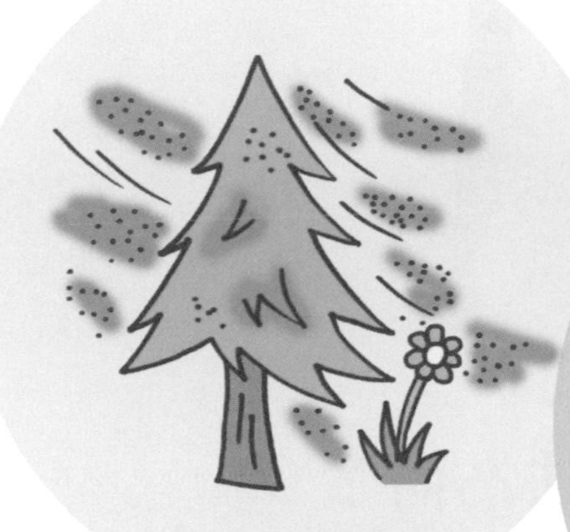

2. 換了一個新的工作，旁邊卻是工業區

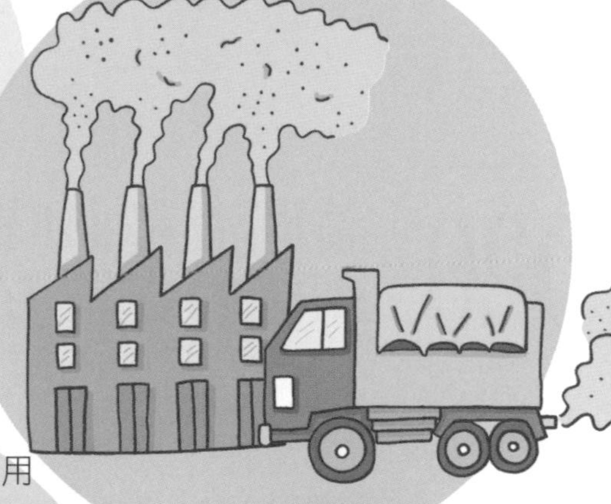

3. 過年大掃除，用了從沒用過的油漆粉刷牆壁

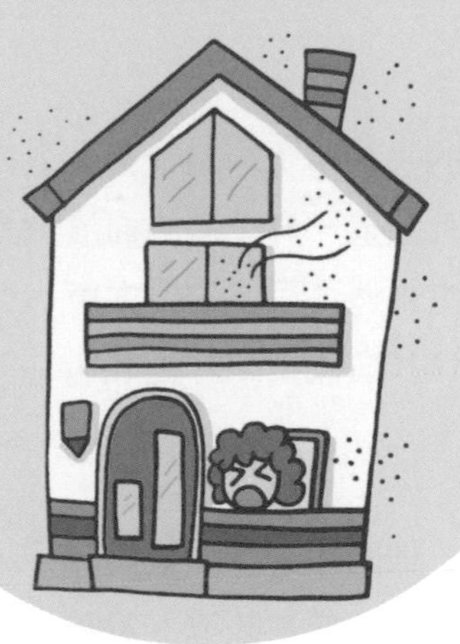

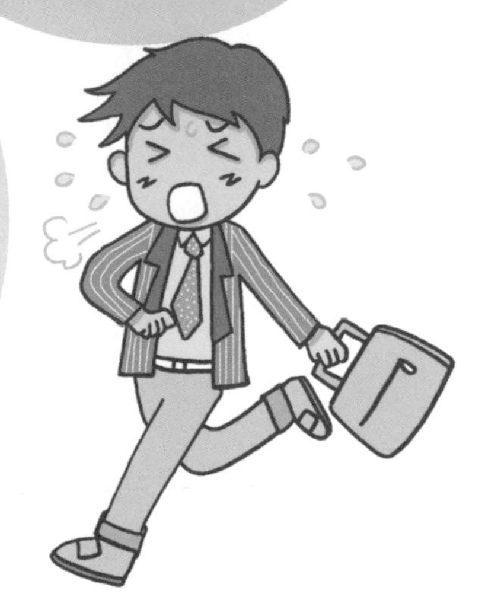

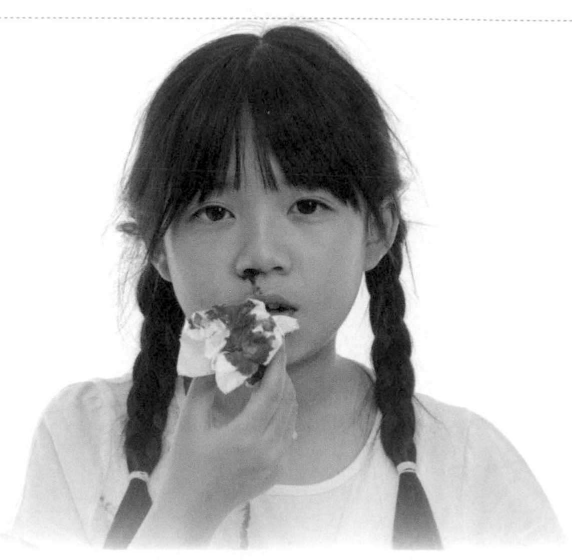

Q20 請問流鼻血時，正確的處置方法為何？

A：這是個很常見也非常重要的問題。簡單來講，鼻過敏的病人，尤其是小朋友，他們可能因為鼻子很癢，常常去揉、去摳，或是頻繁地擤鼻涕，造成鼻黏膜產生傷口然後流出鼻血。

從解剖位置來看，它位於鼻中膈的最前端（約略在鼻孔入口附近）。前面提過，鼻中膈等於是鼻子裡的一片牆壁，鼻子裡的血液就是為了供應鼻中膈，所以牆壁前端兩側對稱的地方佈滿了很多的微血管，而鼻黏膜又非常薄，稍微有一點破皮便很容易導致鼻血流出來。因此當你流鼻血的時候，記得切勿慌張。

當你流鼻血時，頭不要再往後仰。俗話說「水往低處流」，頭往後仰的話，鼻血容易流進喉嚨裡，也可能會嗆到或是咳嗽。流鼻血正確的處理

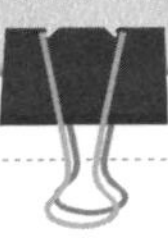

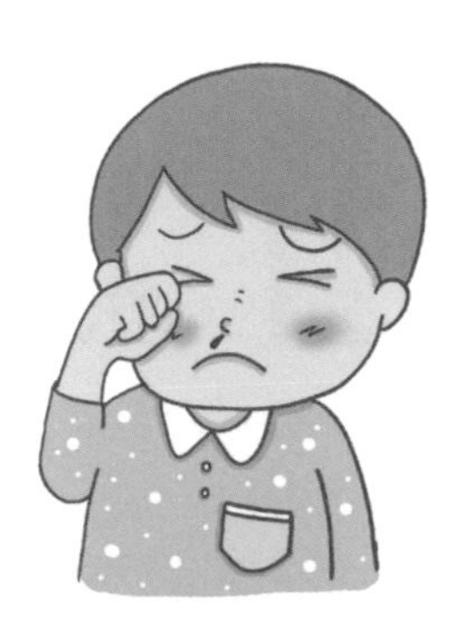

方式應為：頭部應微微下傾，手指輕輕壓住鼻翼，而非鼻樑。我看過許多家長幫孩子加壓止血的按壓點在鼻樑上，其實是錯誤的，應該要壓在鼻翼上。除此之外，我也不建議將衛生紙塞在鼻孔裡，當你在鼻孔內旋轉放入衛生紙，或是將衛生紙抽出時，都會對鼻黏膜造成二度傷害，反而讓血流得更多。

正常狀況下（比方說本身並未服用抗凝血劑或是其他特殊狀況的病人），只要按壓鼻翼約十至二十分鐘後，應該就會緩和，然後快速就診看醫生。另外要特別注意一點，不流血不代表完全好了，此時若是需要擤鼻涕則不可太大力，很可能又讓剛剛凝固的血塊掉下來，盥洗淋浴時也不要使用太熱的水，不要抽菸喝酒、也不要吃太燙的東西，更不要進行劇烈運動。

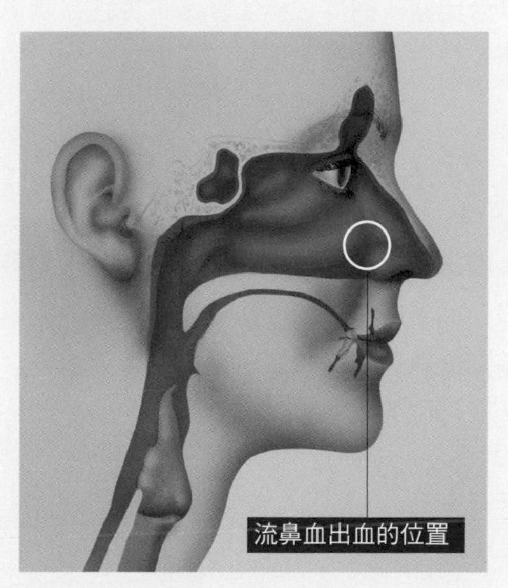

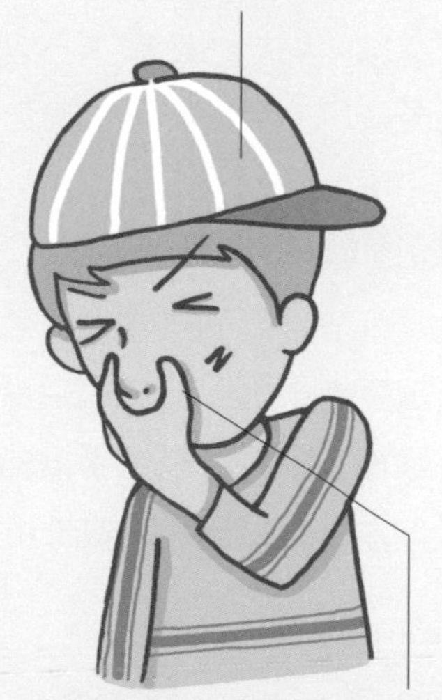

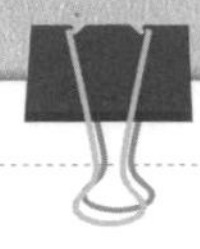

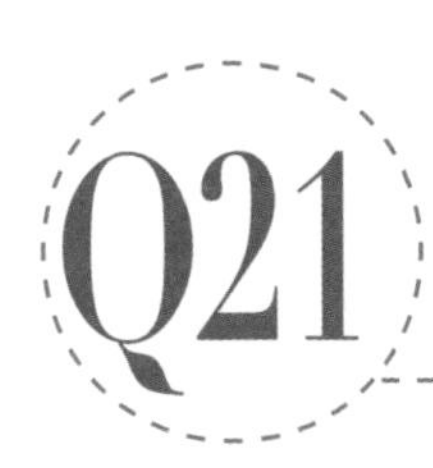

Q21 電視廣告常常看到鼻噴劑，療效快速，我可以長期使用嗎？

A：基本上我們所使用的鼻噴劑主要可分成三大類：去充血鼻噴劑、類固醇鼻噴劑以及抗組織胺鼻噴劑。

1. 去充血鼻噴劑：

主要作用是讓血管收縮、鼻黏膜收縮、鼻阻力下降，對於緩解鼻塞的效果極佳，因此在一般市售以及電視廣告裡，那些號稱能快速緩解症狀的鼻噴劑皆屬此類。但這類型的鼻噴劑不能連續使用超過10天，只可短期使用；否則會讓鼻黏膜血管產生反彈性的血管擴張，造成藥物性鼻炎；也就是說，當你一旦停止使用，血管會比原本的情況更加腫脹，鼻塞症狀也將不減反增。對於坊間聲稱不含類固醇的鼻噴劑，還是應建議聽從醫師的指示後再使用，更加安心也安全。

2. 類固醇鼻噴劑：

類固醇是我們身體本身所會產生的荷爾蒙，它的作用很廣，主要是降低過敏反應，因此對於大部分的鼻過敏症狀，如打噴嚏、鼻子癢、流鼻水及鼻塞都有顯著效果，新型的類固醇鼻噴劑對於過敏性鼻炎能提供較久的療法，大約使用一至兩週後可以完全發揮藥效。

3. 抗組織胺鼻噴劑：

此類是比較新的鼻噴劑，較少為人或醫院所用，主要成分就是抗組織胺。它對鼻塞的效果比口服抗組織胺更有效，但不如類固醇鼻噴劑，可能的副作用包括苦味及嗜睡。本類鼻噴劑可每天使用，治療時間長短也是應依照醫師囑咐。

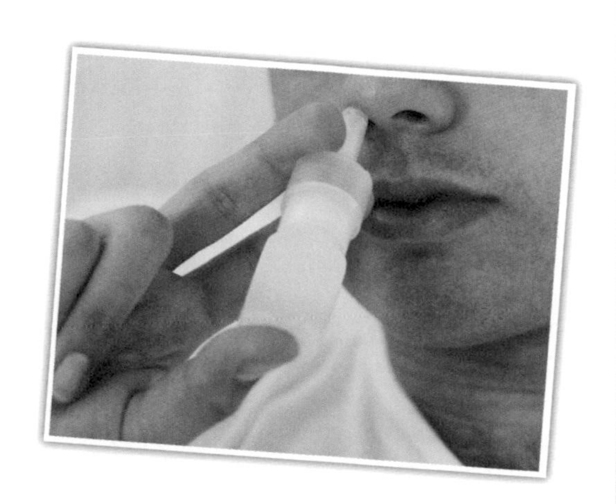

【各式鼻噴劑的比較】

	去充血鼻噴劑	類固醇鼻噴劑	抗組織胺鼻噴劑
主要成分	血管收縮劑	類固醇	抗組織胺
主要作用	讓血管收縮、鼻黏膜收縮、鼻阻力下降，有效改善鼻塞症狀	抑制發炎、降低過敏反應，有效緩解大部分的鼻過敏症狀，如打噴嚏、鼻子癢、流鼻水及鼻塞等均有顯著效果	如同口服抗組織胺，減少鼻過敏症狀，如止鼻水、止鼻塞、鼻子止癢等
使用效期	不要連續超過十天	連續治療三個月左右	可每天使用，治療時間長短應依照醫師囑咐

一般來說，我們並不會等到有症狀的時候才使用鼻噴劑，因為過敏性鼻炎屬於慢性疾病，雖然偶爾有症狀時才使用也有效果，但如果希望獲得長期療效，建議每天使用方能達到最佳的治療效果。

目前最常使用的鼻噴劑是「類固醇鼻噴劑」，需依照醫師的處方，連續治療數月，再觀察患者的反應。雖然此類鼻噴劑是安全且可以長期使用的，但仍有罕見的病例出現像鼻中膈穿孔或是鼻黏膜出血的狀況，因此在使用上還是需要遵照醫囑。

類固醇鼻噴劑的使用方式：

1. 頭部姿勢應擺平或是微微向下傾斜（像止住流鼻血的角度），不可仰高。
2. 將鼻噴劑的噴頭輕輕置入鼻孔，讓噴頭角度和鼻子密合，如此一來才能均勻噴灑至鼻黏膜。
3. 每天噴一次（時間不限）、每邊鼻孔各兩下（小於十歲的孩童則是左右各一下）。

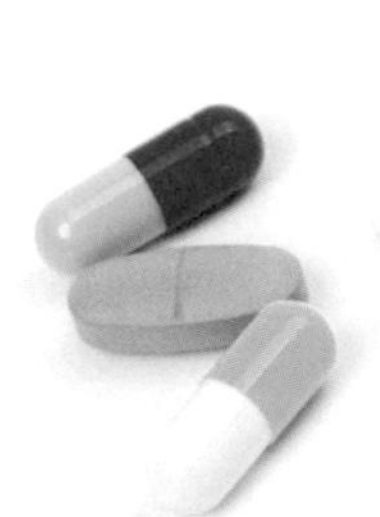

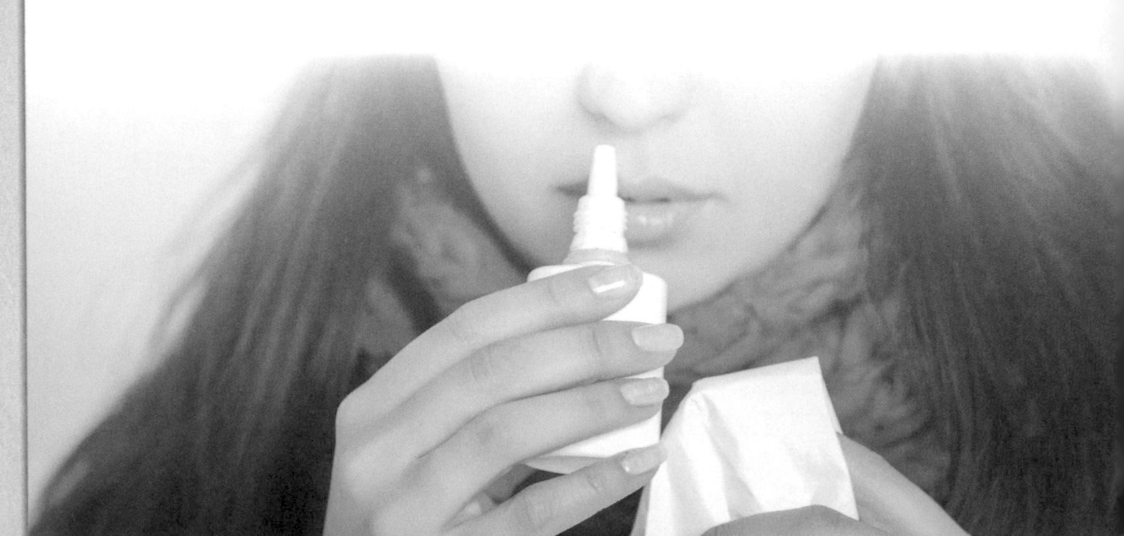

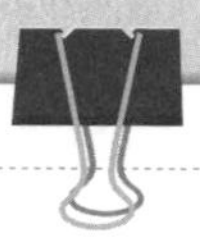

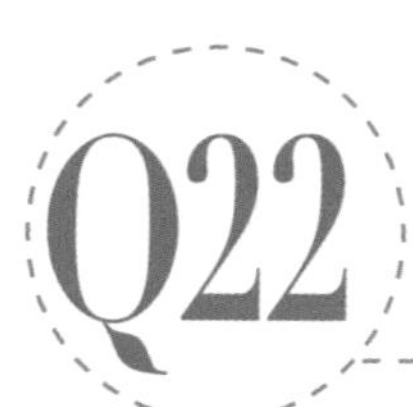

Q22 鼻噴劑據說含有類固醇，我不敢用，用了到底會不會有什麼問題？

A: 我們前面曾提過「類固醇鼻噴劑」是目前最常使用的鼻噴劑，但很多人一聽到「類固醇」，心中會浮現許多疑問：「類固醇不是不好的嗎？為什麼要把它用在藥裡呢？會不會有什麼副作用？」

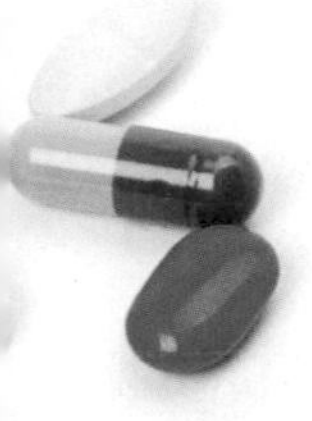

其實，鼻噴劑類固醇跟口服或注射的類固醇是不一樣的，前者所含的類固醇份量非常少，且噴灑範圍經過設計，藥物只會集中作用在局部的鼻黏膜上，並不像後者的類固醇可能會隨著血液影響到身體其他部位。因此，只要依照專業醫師的建議使用，都算是非常安全的。

至於為什麼要用類固醇呢？因為比起抗組織胺，類固醇能有效地阻斷相關的免疫球蛋白IgE所造成的免疫和過敏反應，它的效果更顯著、更全面。事實上，只要用在對的地方，類固醇就是好藥，我們並不需要對它心生排斥。

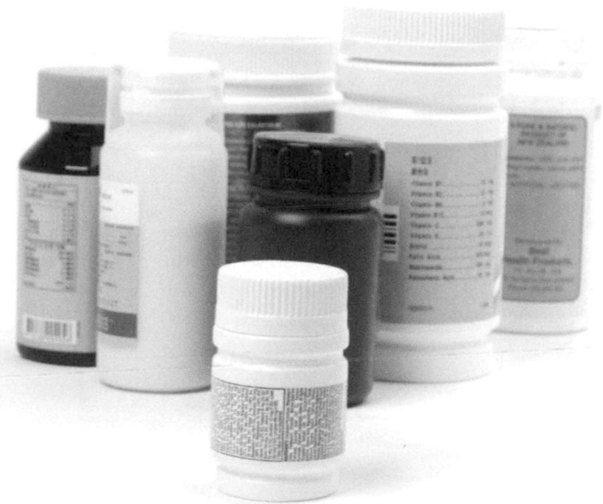

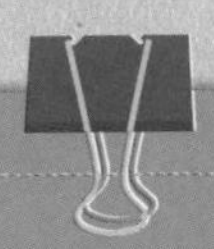

Q23 洗鼻器究竟效果如何？

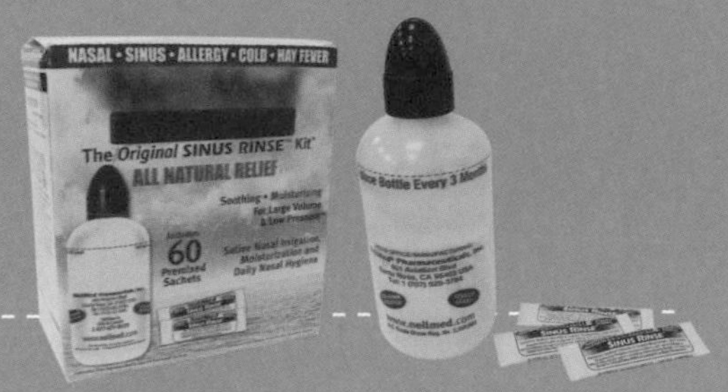

A：洗鼻器的原理主要是利用一個特製的容器，裝入與鼻黏膜生理相近的鹽水清洗鼻腔。洗鼻子除了能將鼻腔內的鼻分泌物或細菌及過敏原清除外，也可保持鼻黏膜的溼度，協助鼻腔黏膜上的纖毛擺動。只要使用適當的水溫，沖洗鼻腔是舒適且無刺痛感的。

目前洗鼻器所使用的鹽水分成幾種：洗鼻鹽，或是整罐裝的深層水／海洋水等兩大類。一般洗鼻鹽在使用上，有兩點需特別注意：第一、使用接近體溫的開水或蒸餾水；第二、沖洗力道不可過大，以免造成鼻黏膜出血。而整罐裝的深層水／海洋水雖然使用方便，但售價較高。

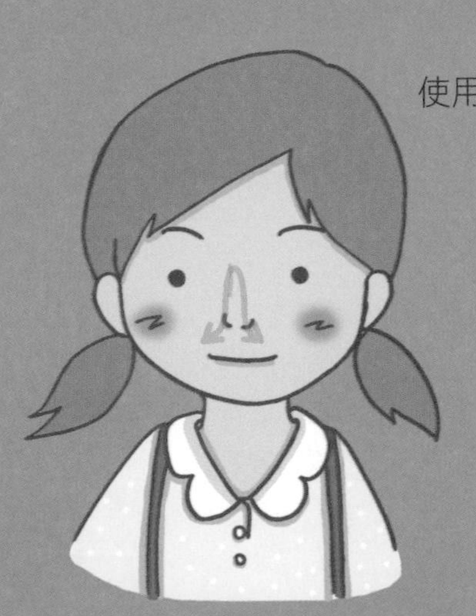

使用洗鼻器沖洗鼻腔步驟：

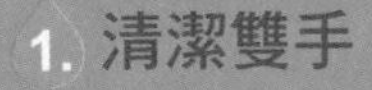

1. 清潔雙手

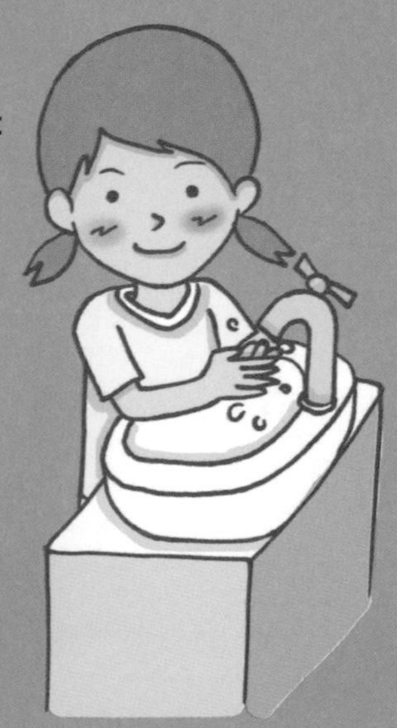

2. 在瓶中加入等張溫鹽水，切勿使用自來水：

等張溫鹽水的配製方式：

1. 可購買沖洗用的生理食鹽水，隔水加溫後使用。
2. 在攝氏25～32度的開水或蒸餾水加入專用的洗鼻鹽後，搖晃瓶身直到鹽粉末完全溶解。

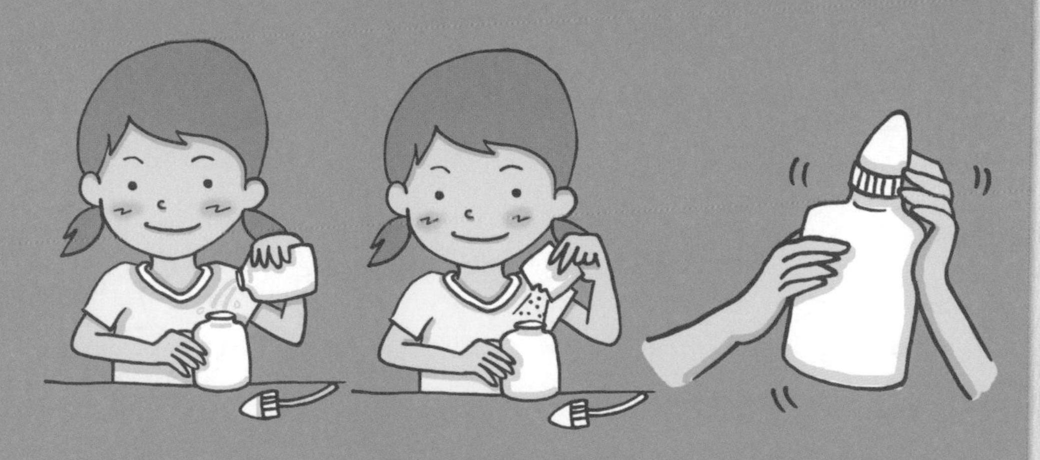

3. 將沖洗瓶頂住一側鼻孔：

在水槽前彎腰，頭部向下傾，放鬆嘴巴且微微張開，使用嘴巴呼吸。

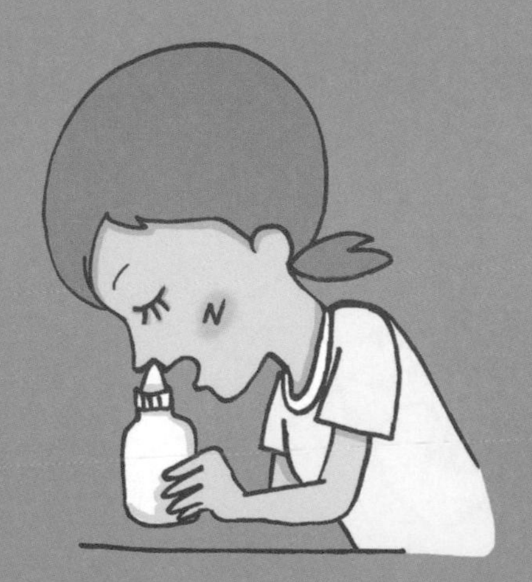

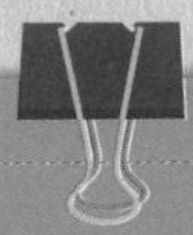

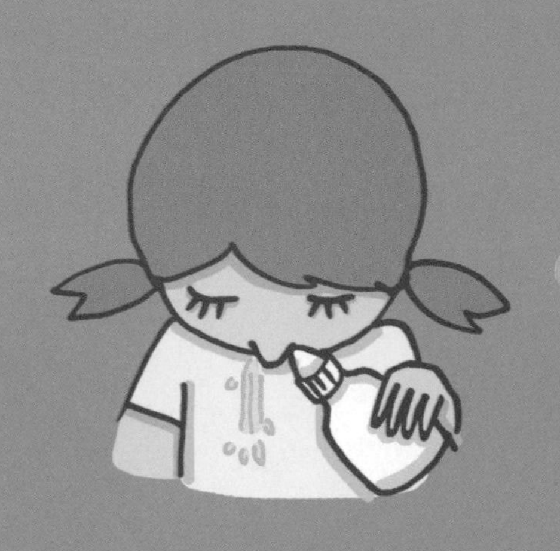

4. 輕輕擠壓瓶身，讓鹽液流進鼻腔且經另側或嘴巴流出：

保持張嘴呼吸，吐出清洗液。萬一吞入也無須擔心。

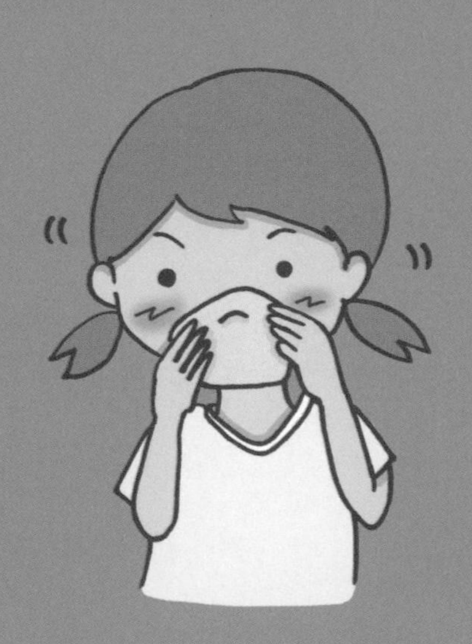

5. 緩緩地用鼻子吹氣將鼻腔內殘留的鹽液排空：

鼻腔清洗後，頭傾向另一側，用鼻孔吹氣擤出，但不要捏住鼻子。

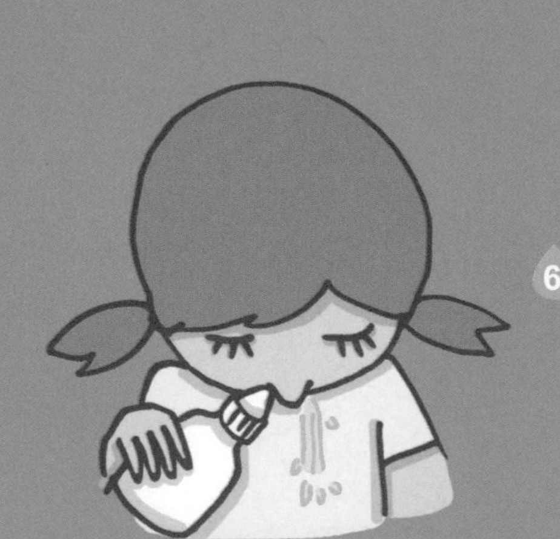

6. 清洗另側鼻腔：

重複以上步驟3到步驟5，來沖洗另側鼻腔。

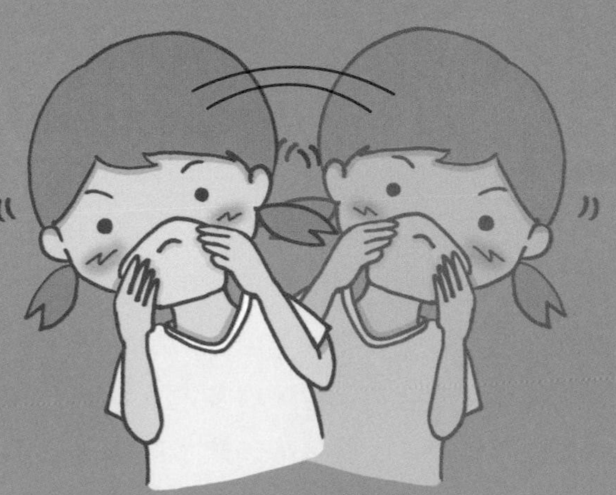

7. 完全排出清洗液：
將頭部輕輕地左右搖擺，緩緩地用鼻孔吹氣，確實將鼻腔內殘存的液體完全排出。

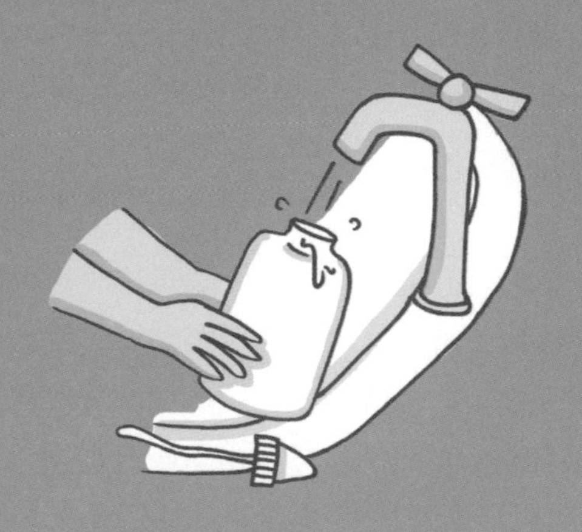

8. 清潔並消毒洗鼻器：
每次使用後，如有任何剩餘的液體，請將它倒掉；並以乾淨的水清洗或沖洗瓶內外，放在通風處晾乾。

每週可再用中性洗碗精清洗一次，將泡沫徹底沖洗乾淨後置於通風處晾乾。

然而，洗鼻器雖可適度舒緩鼻過敏症狀，但並非隨時都可使用。舉例來說，感冒時請勿使用；若鼻涕黏稠、分泌物較多的患者使用洗鼻器，可能將鼻腔中的細菌沿耳咽管沖洗至耳朵，恐誘發中耳炎。另外，洗鼻器所使用的水也要注意，不能使用一般自來水，因為自來水常含有細菌，一不小心就很容易誘發感染，應使用開水或蒸餾水。

資料來源：臺灣鼻科醫學會「鼻沖洗衛教手冊」

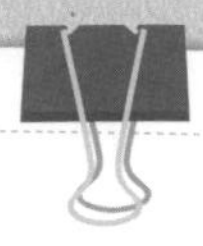

Q24 鼻過敏的藥物治療有哪些？

A：一般會使用的藥物，主要是口服抗組織胺以及鼻噴劑兩大類。這些藥物的作用是抑制過敏反應，使得鼻過敏的相關症狀能夠減輕。很多人有個迷思，就是「能不吃藥就不吃藥」，但這樣的觀念並不正確。這些藥物在體內需要一段作用時間，並不是症狀出來才服用就可以馬上緩解。必須在過敏反應前，或是該反應所引發的症狀還算輕微之際服用，方能產生最佳效果。下面來為大家一一說明這兩大類的藥物治療吧！

1. 口服藥物：

目前的口服藥物一般是指「第二代的抗組識胺」。前面開宗明義地講過，過敏性鼻炎跟體內的免疫球蛋白IgE有關係，它與我們的過敏反應息息相關。這些反應當中最重要的物質就是「組織胺」，組織胺的釋放會產生過敏的症狀。而所謂的「抗組織胺」，就是阻止這些組織胺去跟某一些身體的細胞做結合，避免可能會產生的過敏反應。簡單來說，你可以想像：一個鎖頭需要特定的鑰匙才能被打開；如果一開始就不插鑰匙、或是使用不正確的鑰匙，鎖就不會被打開。抗組織胺的原理就是這

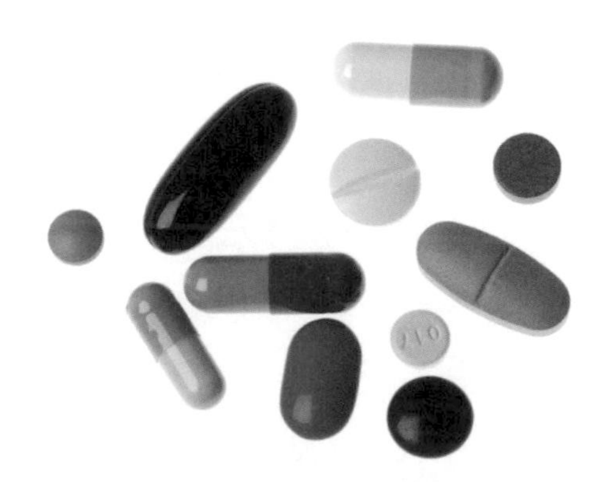

樣子，我們利用它來阻斷後面反應的發生，所以這類的口服藥物具有止鼻水、止鼻塞、止鼻子癢的效果。

既然有第二代，當然就會有第一代。第一代是屬於比較前期、比較老的藥品，它能夠快速地緩解症狀，但也可能過了一會又復發，而且還有一個副作用是容易嗜睡（有些人會，有些人不會）。第二代的藥品經過了改良，需要比較久的時間才能發揮效用，但使用者比較不會想睡覺，使用上比較不會影響到生活，也因此使它成為我們最常開的口服藥物。

2. 鼻噴劑：

基本上我們所使用的鼻噴劑主要可分成三大類：去充血鼻噴劑、類固醇鼻噴劑以及抗組織胺鼻噴劑。

- **去充血鼻噴劑：**

  主要作用是讓血管收縮、鼻黏膜收縮、鼻阻力下降，對於緩解鼻塞的效果極佳，因此在一般市售以及電視廣告裡那些號稱能快速緩解症狀的鼻噴劑皆屬此類。但這類型的鼻噴劑不能連續使用超過10天，只可短期使用；否則會讓鼻黏膜血管產生反彈性的血管擴張，造成藥物性鼻炎；也就是說，當你一旦停止使用，血管會比原本的情況更加腫脹，鼻塞症狀也將不減反增。對於坊間聲稱不含類固醇的鼻噴劑，還是應建議聽從醫師的指示後再使用，更加安心也安全。

• **類固醇鼻噴劑：**

類固醇是我們身體本身所會產生的荷爾蒙，它的作用很廣，主要是降低過敏反應，因此對於大部分的鼻過敏症狀，如打噴嚏、鼻子癢、流鼻水及鼻塞都有顯著效果，新型的類固醇鼻噴劑對於過敏性鼻炎能提供較久的療法，大約使用一至兩週後可以完全發揮藥效。

• **抗組織胺鼻噴劑：**

此類是比較新的鼻噴劑，較少為人或醫院所用，主要成分就是抗組織胺。它對鼻塞的效果比口服抗組織胺更有效，但不如類固醇鼻噴劑，可能的副作用包括苦味及嗜睡。本類鼻噴劑可每天使用，治療時間長短也是應依照醫師囑咐。

一般來說現在醫療上都採取「階梯式的治療」，也就是說，我們會按照症狀的嚴重程度來調整用藥。比方說，當症狀較輕微時，吃藥或是鼻噴劑擇一即可；若情況較為嚴重時，可採取口服藥物加上鼻噴劑一併使用。另外，治療過敏的藥物一般不會跟其他的藥物互相抵觸，當然在使用這些藥物時，建議還是詢問一下醫師的意見較為保險。

Q25 常常聽說吃鼻過敏的藥物會想睡覺，有沒有不會想睡的呢？

A: 當然有的。治療過敏性鼻炎，最常用的口服藥物就是抗組織胺。而抗組織胺又分為兩大類：第一代以及第二代抗組織胺。以下簡單描述兩者的區別。

【同樣是抗組織胺但是作用大不同！】

【作用在鼻子】：
打噴嚏、流鼻水較少發生，且鼻塞症狀可緩解。

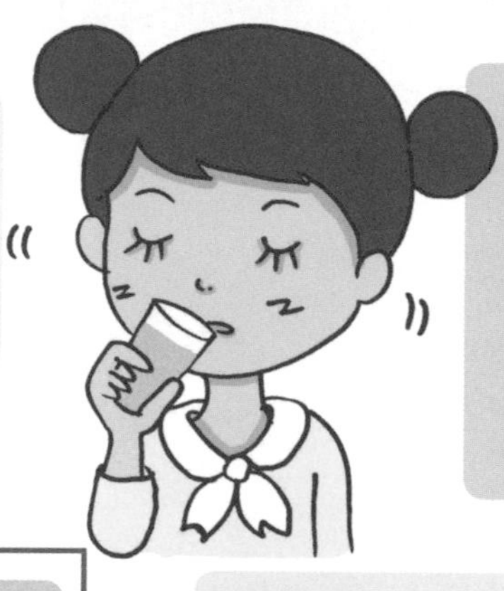

【容易影響腦部】：
腦內的組織胺可以抑制我們白天嗜睡且提高集中力以及判斷力。因此若是抗組織胺在腦部作用，則會讓我們想睡、昏沉以及集中力下降。

【第二代抗組織胺】：
比較不容易影響腦部，因此較少昏沉狀況。長效性，因此無法短時間消除症狀。

【第一代抗組織胺】：
大部份市面上販賣的藥物是此類，可以較快消除症狀，但是會容易嗜睡、昏沉、口乾。

不容易影響腦部

因此鼻過敏患者若不需要短時間內消除症狀，可以選擇第二代抗組織胺的藥物，才不會影響腦部出現昏沉想睡的狀況。

Q26 我有嚴重鼻過敏，藥物治療都沒效。請問鼻過敏的手術治療為何？

A: 對於藥物治療沒有效果的鼻過敏病人，必須考慮手術治療。

舉個例子來說，忠孝東路是一條四線道的雙向大馬路，單邊各有兩線道。今天早上，馬路邊的無良商家開始整理東西，將自家的商品堆到馬路上，足足佔用了一個車道；今天下午，對向車道旁的店家也做出了相同的舉動，佔據了一個車道。可想而知，忠孝東路必定車道縮減、塞車回堵得非常嚴重。

同理，你的鼻孔如同本來是一邊四線道的大馬路，卻因為鼻過敏使得鼻黏膜肥厚腫大，變成了一邊二線道，自然出現了鼻子堵塞不舒服的狀況。

而手術的目的就是把空間製造出來，所以不論是用何種手術方式，就是為了要把兩邊腫脹的下鼻甲黏膜變小，感覺就像把店家堆出來的東西清掉，恢復成雙向通車的四線道。而根據學理上來說，鼻腔氣流主要決定的是鼻中膈以及下鼻甲。因此，手術治療會針對這兩大項因素作矯正。以下將一一介紹各種手術方式。

1. 下鼻甲組織縮減手術（Inferior turbinate reduction）：

我們提過，下鼻甲因富含血管組織，因此會有體積上的變化。嚴重鼻過敏的病人，會引起下鼻甲黏膜下組織增厚以及血管組織充血，進而導致鼻塞。因此，手術的原理就是處理肥厚的下鼻甲。常見的手術方式有以下幾種。

【下鼻甲位置示意圖】

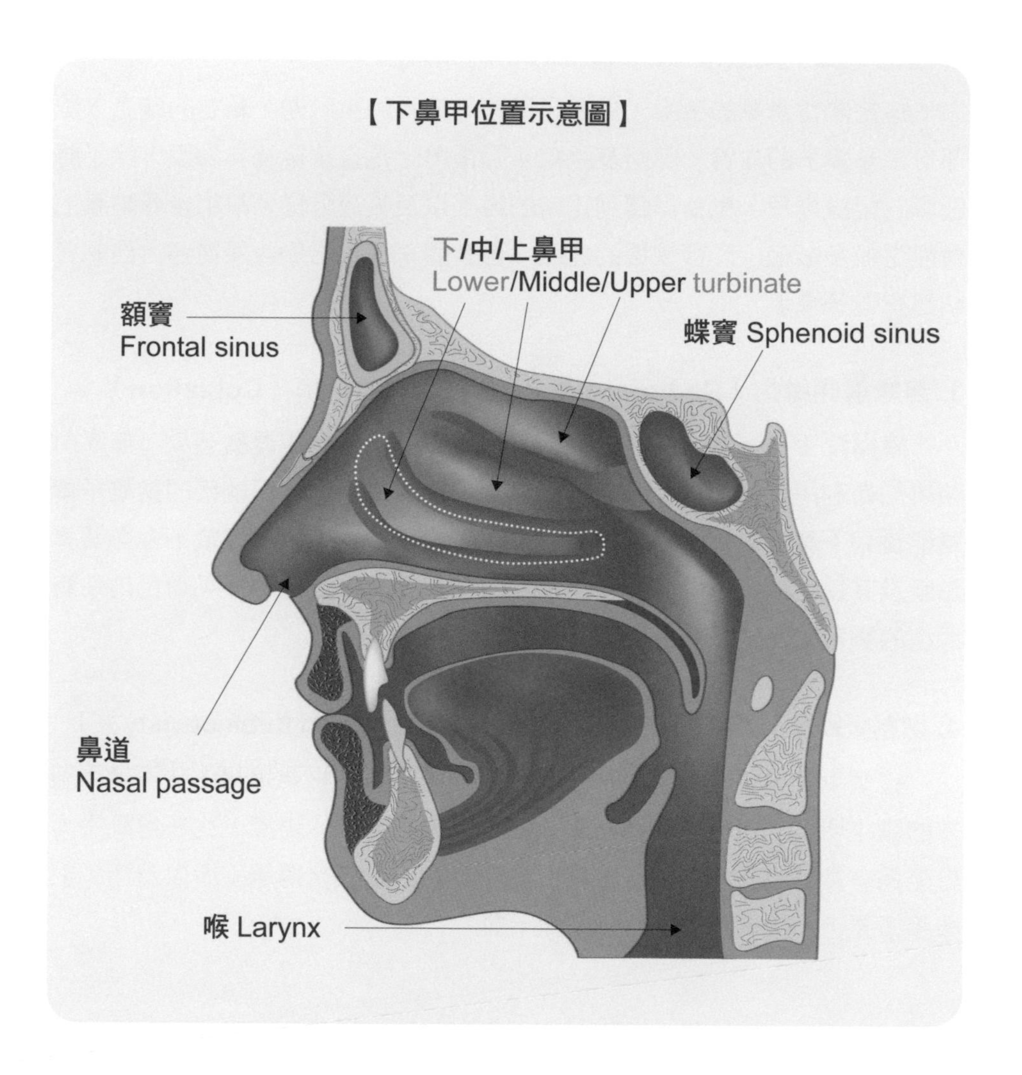

1. 黏膜下切除術（Submucosal resection）：

這是最傳統的方式。手術方式就是將部份下鼻甲骨以及鼻黏膜切除，是最不容易復發的方式，但缺點就是可能會有大量出血。

2. 雷射下鼻甲成型術（Laser turbinoplasty）：

這是非常常見的手術，主要是用特定波長的雷射光，藉它的能量去除部份鼻黏膜下的血管、腺體及組織。因雷射光是直接接觸鼻黏膜，除了將肥厚的組織處理，也會影響到正常的纖毛以及黏液分泌。故術後鼻黏膜上會產生較多結痂，影響恢復的速度。但整體來說，治療效果在各方面的症狀都有顯著進步。

3. 無線射頻燒灼（Radiofrequency）及冷觸氣化術（Coblation）：

這兩種手術都是藉由探針插入下鼻甲，使下鼻甲的體積減少。無線射頻燒灼是利用探針釋放低頻率的能量；冷觸氣化術是利用解離的鈉離子傳遞能量到下鼻甲。這兩者都是作用在鼻黏膜下的組織，所以較不會影響鼻黏膜及其纖毛功能。統計上也有治療效果，但缺點是這兩種手術目前沒有大型的雙盲對照試驗來釐清真正的治療效果。

4. 微創吸絞器下鼻甲成型術（Microdebrider-assisted turbinoplasty）：

這個手術是傳統的黏膜下切除手術的進化版，主要是藉由在下鼻甲前方的微小切口，將特製的微型吸絞器移除鼻黏膜下的組織，比起傳統手術更能保有鼻黏膜功能。在某些研究顯示，它的效果比傳統手術以及無線射頻手術要佳，但缺點就是較容易鼻出血。

2. 鼻中膈鼻道成型術（Septomeatoplasty）：

統計上顯示，很多鼻過敏的病人都會有鼻中膈彎曲，而鼻中膈彎曲也會使得鼻腔的空間更為狹窄。鼻中膈鼻道成型術就是將彎曲的鼻中膈部分切除、保留未彎曲的鼻中膈。處理完鼻中膈後，醫師會視病人狀況用以上提到的方式處理肥厚的下鼻甲，讓整個鼻腔空間變大、變通暢。不過這個手術需要住院，天數大約是兩到三天不等。為了避免術後出血，需要在鼻孔內塞入棉條，此時患者就只能用嘴巴呼吸。有些人甚至會有疼痛的感覺，且鼻部外觀明顯腫脹。

3. 翼管神經截斷術（Vidian neurectomy）：

若以上手術都無效時，就可考慮施行此手術，不過當然也需要經過專業的評估。翼管神經位於鼻腔內，負責鼻腔、軟顎的反應和淚腺的分泌。因此當鼻過敏患者的翼管神經受到刺激時，就會產生相關症狀，如打噴嚏、鼻塞、鼻子癢、流鼻水。因此，本手術的目的就是將神經截除，使得相關症狀減輕。但根據統計，某些病人在術後會出現乾眼症的情況。

※所有以上的手術方式，絕對需要專業的醫師依個人狀況評估後才可以實行！

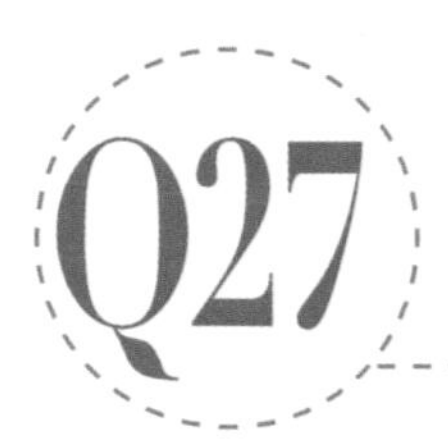

鼻過敏的下鼻甲雷射手術是燒掉鼻黏膜嗎？鼻黏膜會再生嗎？

A：雷射下鼻甲成型術（Laser turbinoplasty）是一種非常常見的手術，主要是用特定波長的雷射光，藉它的能量去除部份鼻黏膜下的血管、腺體及組織。

雖然雷射光是直接接觸鼻黏膜，但鼻黏膜的再生速度很快，且此手術的治療效果對各種症狀都有顯著進步。

※所有以上的手術方式，絕對需要專業的醫師依個人狀況評估後才可以實行！

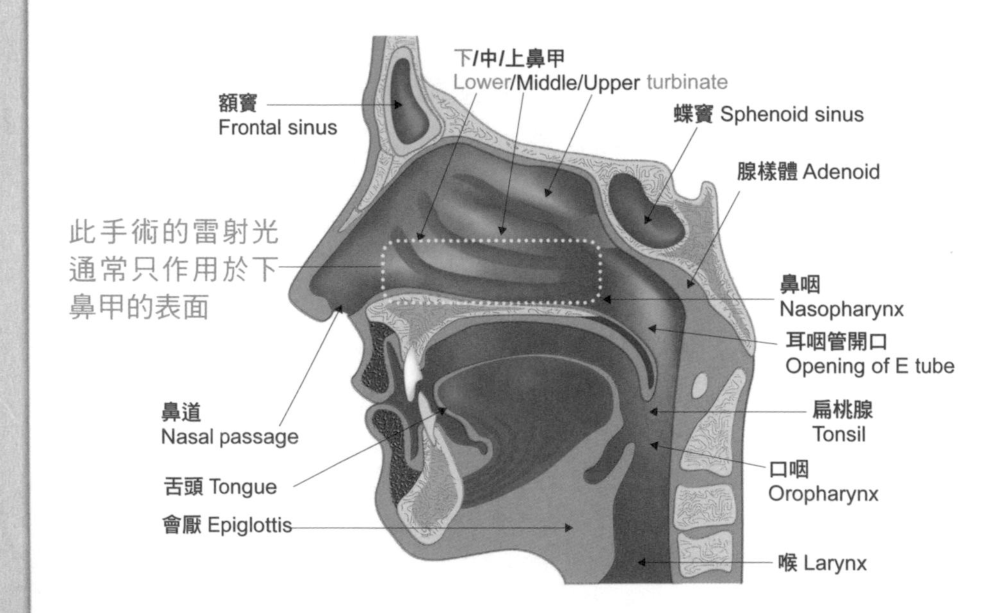

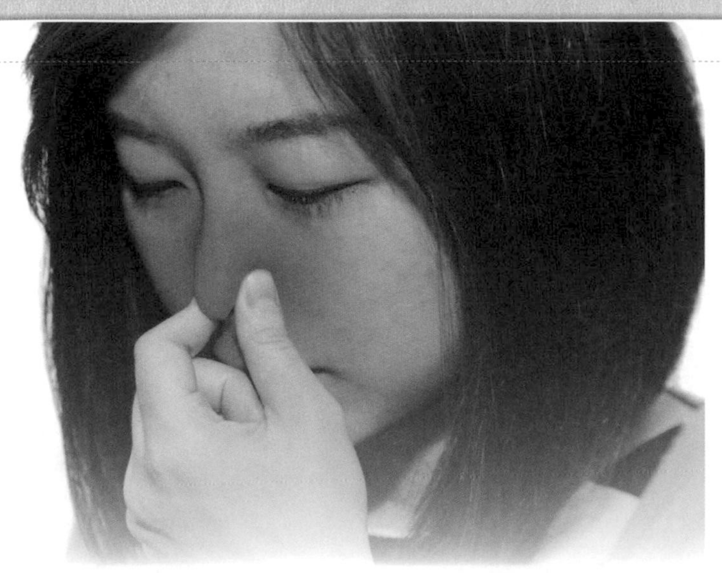

Q28 做了手術之後是不是就不會復發？

A：不是。我們曾舉過一個例子，當馬路邊的無良商店開始將自家的商品堆到馬路上時，車輛能通過的空間就變得有限，因此出現了塞車的情況。此時若出現了一位警察前來取締違規，店家為了不被罰錢，很有可能只是暫時先將物品移開，把空間還給用路人。所以當警察一離開時，店家再度將東西搬出佔領了一條車道。

同理，鼻黏膜也有可能再次肥厚腫大，此時關鍵就取決於「你有沒有進行術後保養」。比如說：是不是有把口罩戴著？或是鼻過敏的預防和手術後的清潔有沒有確實做到？你如果還是讓這些過敏原趁虛而入，或是讓它再接觸到你的身體，那麼手術復發的機率也將會大幅提升。

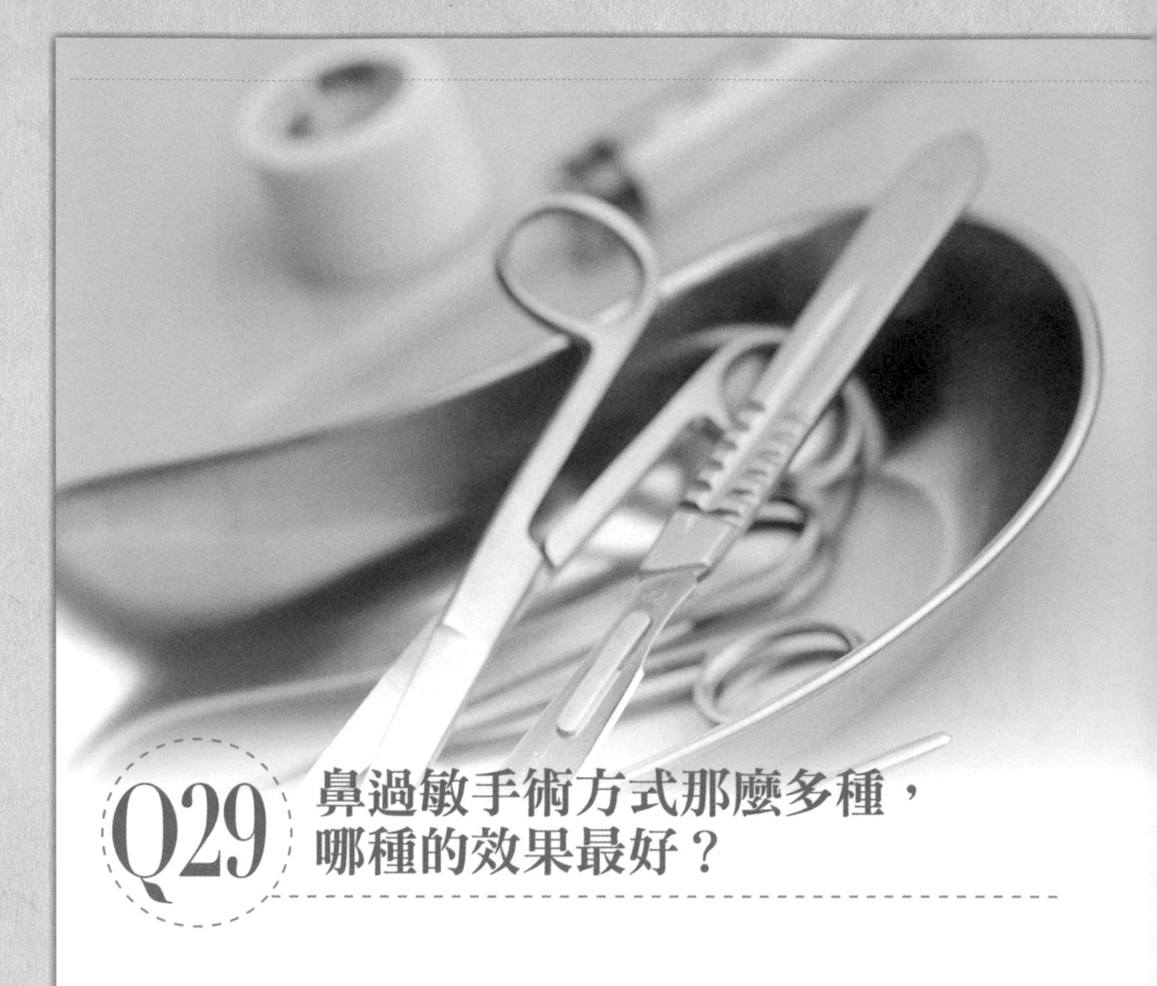

Q29 鼻過敏手術方式那麼多種，哪種的效果最好？

A: 其實，各種手術方式皆有其優點，也有不同程度的可能併發症，而且每一位病患的病況不盡相同，很難出現一種成效最佳、效果最好的手術方式。因此，應先詳細地了解病因，和專業醫師共同討論，依照個人狀況評估後選出最合適的手術；當然還要配合術後保養，所謂「天底下再好的醫生，碰上了不聽話的病人也救不活」，一定要信任醫生並遵守醫師所提出的注意事項，如此才能達到最大療效。

我們比較了六種過敏性鼻炎常見的手術方式，如右頁表格：

名稱		手術原理	優點	缺點
下鼻甲組織縮減手術	黏膜下切除術	將部份下鼻甲骨以及鼻黏膜切除	相對最不容易復發	大量鼻出血
	雷射下鼻甲成型術	利用特定波長雷射光的能量去除部份鼻黏膜下的血管、腺體及組織	各症狀皆有顯著進步	鼻黏膜上產生較多結痂
	無線射頻燒灼&冷觸氣化術	藉由探針插入下鼻甲，使下鼻甲的體積減少	不會影響鼻黏膜及其纖毛功能	沒有大型的雙盲對照試驗來釐清真正的治療效果
	微創吸絞器下鼻甲成型術	將特製的微型吸絞器移除鼻黏膜下的組織	更能保有鼻黏膜功能	鼻出血
鼻中膈鼻道成型術		將彎曲的鼻中膈部分切除、保留未彎曲的鼻中膈，同時減少肥厚的下鼻甲體積	讓整個鼻腔空間變大、變通暢	此手術大部份需住院
翼管神經截斷術		將神經截除，使得相關症狀減輕	若以上手術都無效時，就可考慮施行此手術	產生乾眼症

※所有以上的手術方式，絕對需要專業的醫師依個人狀況評估後才可以實行！

Q30 我是職業歌手，有嚴重鼻過敏，常年覺得喉嚨有痰、聲音有時不清亮，請問跟鼻過敏有關嗎？

A: 要了解嗓音與鼻過敏的關係，我們必須先從基本的聲帶構造開始談起。在會厭軟骨的內側、氣管的入口就是聲帶。聲帶分為左右兩片，當發聲時，左右兩片聲帶往正中關緊閉合，產生振動，此時就可發出聲音；當吸氣時，左右兩片聲帶往兩側打開，變成V字型。

【吸氣時，左右兩片聲帶往兩側打開，變成V字型】

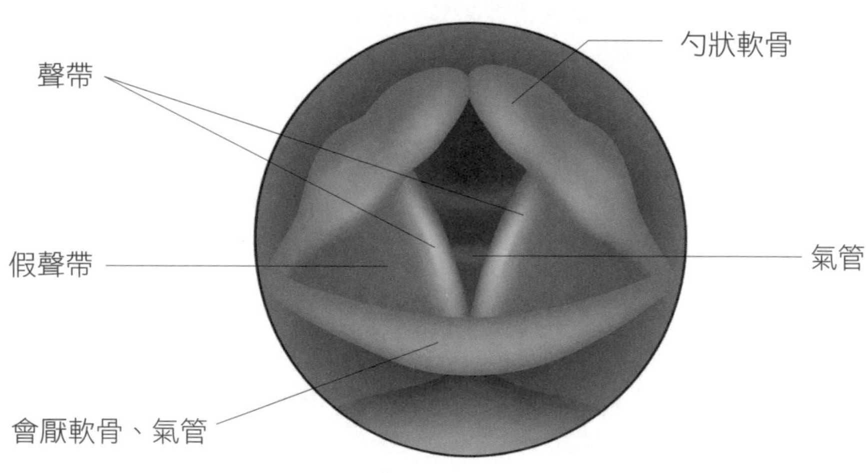

聲帶本身的結構極其複雜，我們可以透過聲帶的剖面圖看到，其表面是一層薄薄的上皮細胞，其下則有著非常鬆軟且富含水分的結締組織，稱為Reinke's space，這也是聲帶振動及發聲最主要的部分。

【聲帶剖面示意圖】

發聲時，左右兩片聲帶往正中關緊閉合，產生振動

黏膜
（上皮細胞）
聲帶肌肉
Reinke's space
（結締組織）

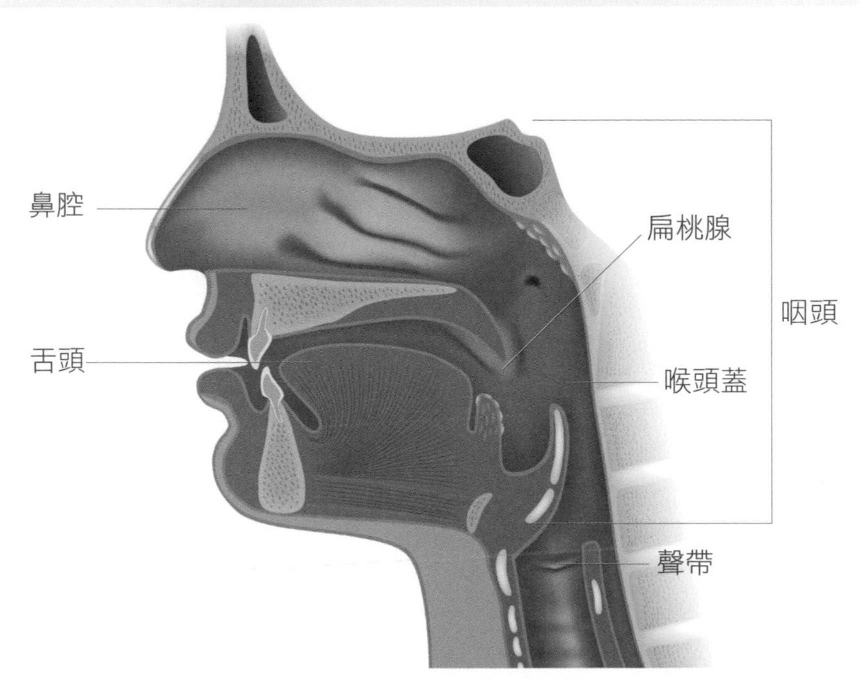

那聲帶到底是位於我們身體的哪個部位呢？當你張開嘴巴時，可以馬上看到牙齒與舌頭存在的位置就是口腔。再往內側，懸雍垂及扁桃腺所在的位置就是咽。再往內，張口看不到的區域，也就是聲帶所在的位置即是喉。

當空氣由肺呼出，往上經過聲帶，使聲帶震動，發出微小的聲音，之後再經由喉嚨、口腔、鼻腔產生共鳴，進而形成我們所聽到的聲音。所以聲音的出現不僅與聲帶的震動有關，還需要利用喉腔、口腔、鼻腔共鳴以加大其音量。

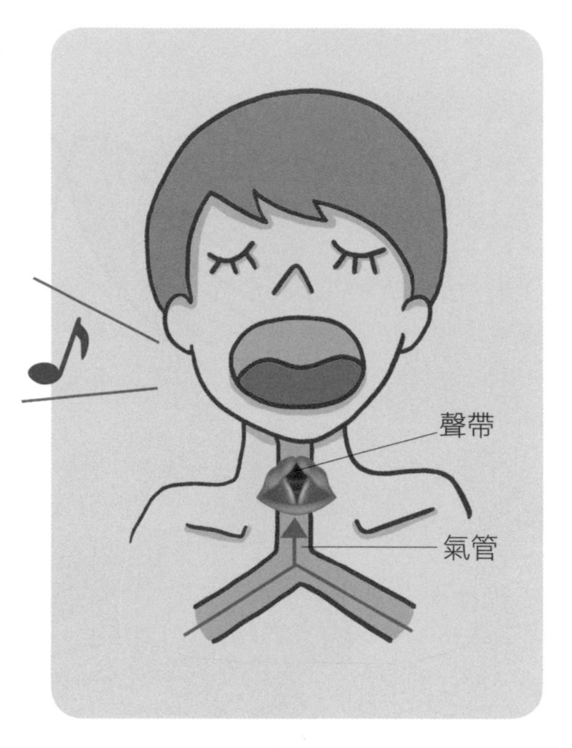

因此，對於歌手來說，鼻過敏會影響到工作表現及演出，相當惱人。如同前面所提，鼻過敏會造成過多的鼻水倒流至喉，這些鼻水及分泌物則有可能堆積在聲帶以及喉部周圍組織，使得聲帶的振動受到影響。因而，會感覺到聲音沙啞、有異物感、喉嚨有痰、聲音出不來等等的症狀，這也就是典型的過敏性喉炎（allergic laryngitis）。遇到這樣的情形，宜趕快求助專業的喉科醫師就診。

Q31 我常常覺得自己似乎吸入灰塵或是接觸到某些東西，除了鼻子不舒服外且馬上開始聲音沙啞！到底是怎麼回事？

A: 根據先前說明，我們整個呼吸道從鼻子到肺部都是連通的一個系統（統一氣道），因此聲帶黏膜若是受到刺激，容易影響發聲之外，也會引發整個呼吸道的不順暢。譬如說，你吸到了粉塵或花粉，除了馬上引起鼻過敏症狀之外，連帶的也會產生大量的鼻分泌物，倒流到喉嚨後則會發生聲音沙啞等等的情形，也就是前面提過的過敏性喉炎。而空氣中的濕度（如太乾燥），除了會影響鼻子外，同樣也會影響聲帶黏膜。

曾經有一位歌手，在連續趕場的空檔前來就診，原因就是在前一場的露天演唱會上，風大、粉塵也多，他疑似吸入過敏原及香煙，引發聲音沙啞以及鼻塞不適。因此針對需要常常使用聲音的人士，建議出門即配戴口罩，不僅可預防外界的過敏原，也能讓喉部保持濕潤，讓聲帶處於最佳的狀態。

【喉閃頻內視鏡下正常聲帶與過敏性喉炎的比較圖】

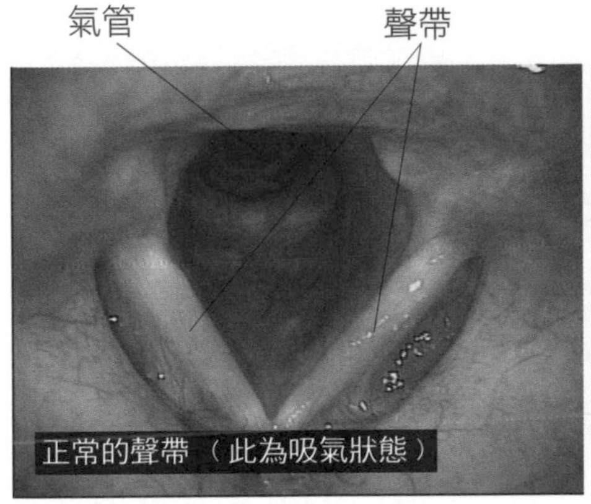

正常的聲帶（此為吸氣狀態）

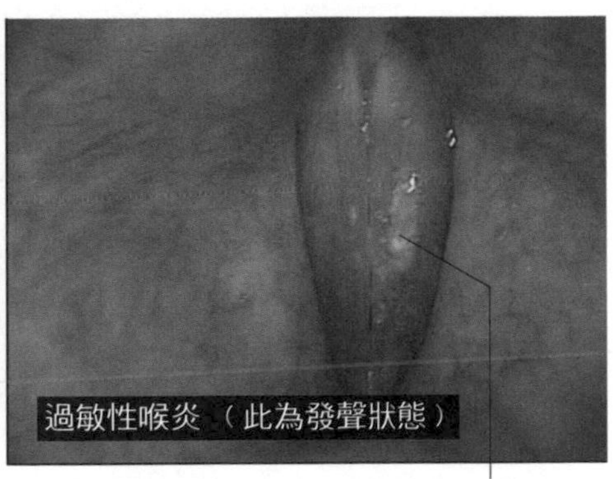

過敏性喉炎（此為發聲狀態）

聲帶上有鼻涕倒流的分泌物

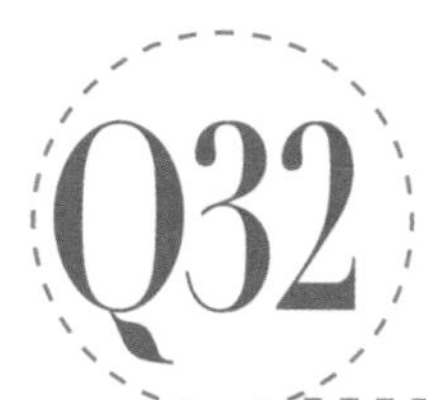

請問醫師，長期使用治療鼻過敏的藥物，會不會對我的聲帶或是演出造成影響？我要如何注意保養？

A：對於歌手或專業的聲音使用者來説，保養聲帶絕對要比一般人更為謹慎。尤其也有為數不少的人患有鼻過敏，因此必須非常小心。以下提出保養重點：

1. **口服抗組織胺**：我們之前提過，第一代的抗組織胺作用效果快，但容易使得黏膜乾燥，連帶會影響到聲音的品質；第二代的抗組織胺一般對於黏膜及聲帶的影響較小。因此服用藥物時絕對要請教專業醫師的意見。

2. **鼻噴劑**：類固醇鼻噴劑如同之前所述，作用範圍在於鼻腔，因此對於聲帶也沒有什麼太大的影響。含有血管收縮劑的鼻噴劑也是作用在鼻腔，在上臺前的短時間內使用，可以快速緩解不適感，但記得還是不能長期使用。

3. **洗鼻器**：建議使用洗鼻器清潔鼻腔。它是鹽水，不含藥物成份，因此可讓鼻腔舒暢。但記得，有感冒等發炎的症狀時切勿使用，免得讓發炎的分泌物經耳咽管流到中耳腔造成中耳炎。

4. **蒸氣機**：這是許多國內外歌手隨身必備的機器。前面提過，熱蒸氣除了可以讓鼻腔通暢，也可以讓聲帶以及上呼吸道處於保濕狀態，維持最佳的生理功能。

5. **口罩或圍巾**：名聲樂家帕華洛帝的招牌就是圍巾。保持鼻子以及上呼吸道的溫暖與濕潤，是擁有美妙嗓音的基本保養原則。

6. **飲食與生活作息**：如同本書開始的前幾章説明，這都是基本保養原則。

Q33 醫師救命！我兩小時後要開唱，但鼻子整個不通、鼻水一直流，聲音也受到影響出不來。我該怎麼辦？

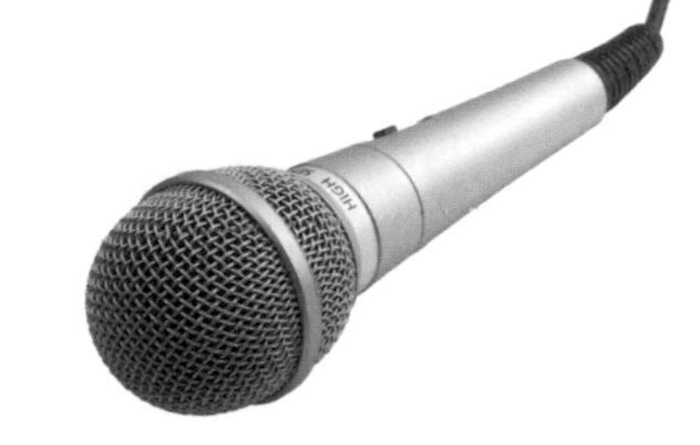

A: 這是個真實案例，是一位年輕男歌手在某個週末連續兩場演出的空檔前來求診。他有嚴重的過敏性鼻炎，而理學檢查以及喉閃頻內視鏡顯示有肥厚水腫的鼻黏膜，聲帶上有許多的黏液及痰。

我們之前提過，要發出美妙的嗓音，除了聲帶黏膜健康、有足夠水份、振動漂亮外，也需要鼻腔、口腔等共鳴腔的作用。因此，若鼻過敏嚴重，則會影響共鳴腔，不可不慎。

針對上例，有嚴重鼻過敏的專業聲音使用者，或是需要即時症狀緩解使用聲音的病人，醫師會謹慎的視情況給予針劑的類固醇以緩解症狀，配合相關的口服抗組織胺、化痰藥以及鼻噴劑。但切記，這些治療都是短期的緩解症狀，真正的治本方式就是我們之前一直提過的原則：飲食、生活作息、適當藥物控制、適當使用洗鼻器等等。

醫療保健 034

鼻過敏危機 正視過敏性鼻炎，從根源降低喉部疾病、胃食道逆流、牙齒疾病、憂鬱症風險

6大鼻過敏原解析×2大抗敏生活關鍵×3招減敏運動訓練

作　　者　賴盈達
社　　長　王毓芳
顧　　問　曾文旭
編輯統籌　耿文國、黃璽宇
主　　編　吳靜宜
執行主編　潘妍潔
執行編輯　吳欣蓉
美術編輯　王桂芳、張嘉容
內頁插畫　金妮
攝　　影　常克宇
動作示範　李玟誼
法律顧問　北辰著作權事務所　蕭雄淋律師、幸秋妙律師

初　　版　2024年01月
出　　版　捷徑文化出版事業有限公司──資料夾文化出版
電　　話　（02）2752-5618
傳　　真　（02）2752-5619

定　　價　新台幣350元／港幣117元
產品內容　1書

總 經 銷　采舍國際有限公司
地　　址　235新北市中和區中山路二段366巷10號3樓
電　　話　（02）2664-8800
傳　　真　（02）2664-8801

港澳地區總經銷　和平圖書有限公司
地　　址　香港柴灣嘉業街12號百樂門大廈17樓
電　　話　（852）2804-6687
傳　　真　（852）2804-6409

▶本書部分圖片由Shutterstock及freepik圖庫提供。

捷徑Book站

國家圖書館出版品預行編目資料

鼻過敏危機：正視過敏性鼻炎，從根源降低喉部疾病、胃食道逆流、牙齒疾病、憂鬱症風險/ 賴盈達著. -- 初版. -- 臺北市：捷徑文化──資料夾文化, 2024.01　面；　公分(醫療保健：034)

ISBN 978-626-7116-45-6(平裝)

1.過敏性鼻炎

416.8721　　　112015884

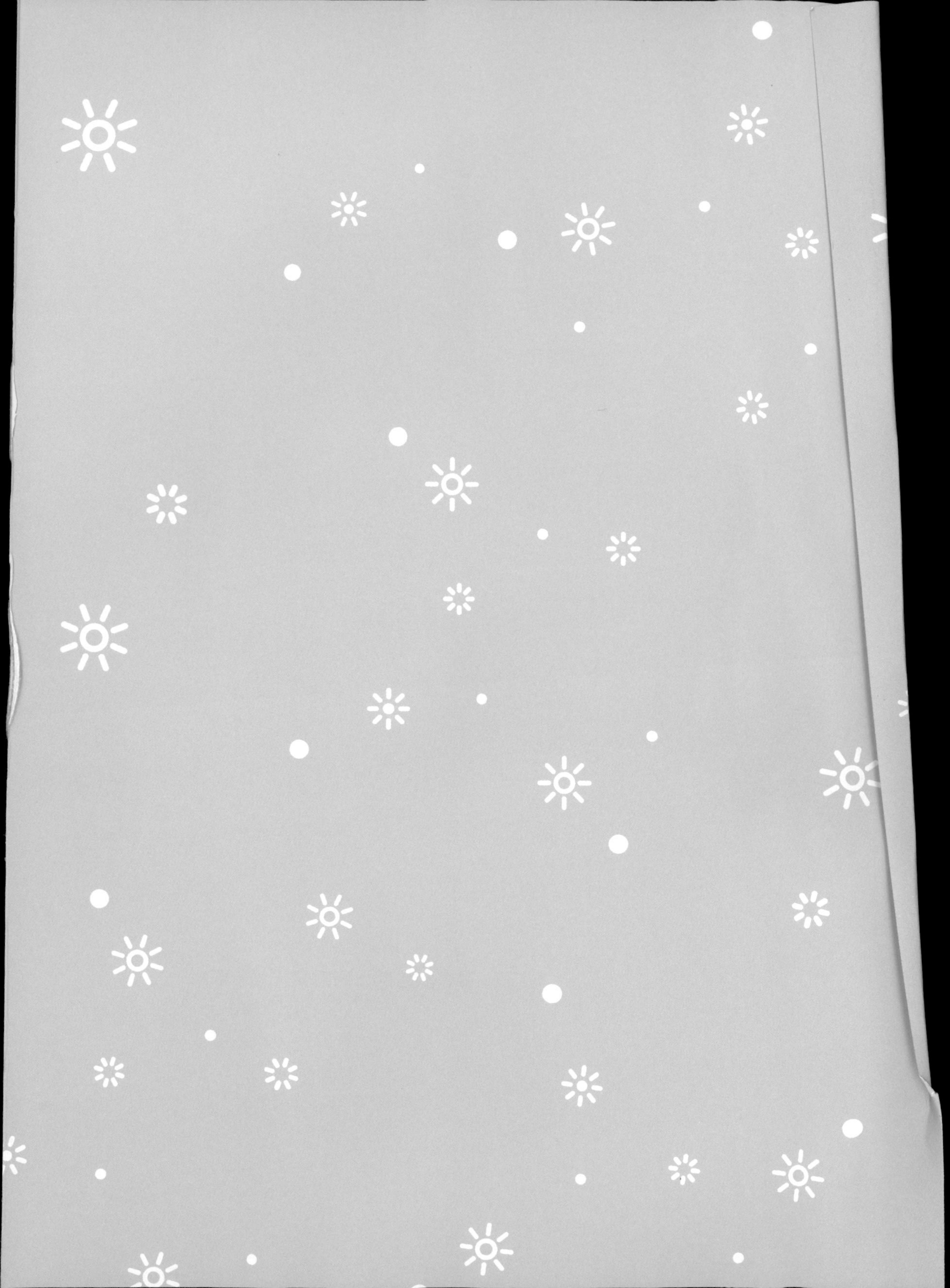